BASTEI
LÜBBE
TASCHENBUCH

Weitere Titel von Bruni Prasske:

61554 Was meine Heimat war
61531 Mögen deine Hände niemals schmerzen
61677 Heimat ist ein fremdes Land

Über die Autorinnen:

Zanele, eigentlich Zinhle Mbambo, lebt heute in Durban. Sie betreut Jungendliche und Kinder, die zumeist auf der Straße leben, und arbeitet in Programmen zur Aids-Aufklärung.

Bruni Prasske lebt und arbeitet in Hamburg. Nach dem Studium der interkulturellen Pädagogik arbeitete sie als wissenschaftliche Assistentin und Sozialarbeiterin in Flüchtlingsunterkünften. Seit vielen Jahren ist sie eine neugierige Reisende. So entstand ihr erstes Buch, *Mögen deine Hände niemals schmerzen*. Es war auf Anhieb ein Bestseller. Seitdem schreibt sie Reiseberichte, die den Leser mitnehmen auf sinnliche Entdeckungstouren und tiefen Einblick gewähren in fremde Kulturen. Im Zentrum jedoch stehen stets die Begegnungen mit den Menschen, ihrem Alltag, ihrem Denken und Fühlen.

ZANELE
mit BRUNI PRASSKE

SIE NENNEN MICH SMILEY

Mein Leben war voller Gewalt.
Doch ich gab die Hoffnung nie auf

BASTEI LÜBBE
TASCHENBUCH

BASTEI LÜBBE TASCHENBUCH
Band 60684

1. Auflage: August 2012

Dieser Titel ist auch als E-Book erschienen.

Vollständige Taschenbuchausgabe
der bei Lübbe Ehrenwirth erschienenen Hardcoverausgabe

Bastei Lübbe Taschenbuch und Lübbe Ehrenwirth
in der Bastei Lübbe GmbH & Co. KG

Für die Originalausgabe:

Textredaktion: Sylvia Gredig, Köln
Titelbild: © getty-images/Steve Corner
Umschlaggestaltung: © Pauline Schimmelpenninck
Büro für Gestaltung, Berlin
Satz: Druck & Grafik Siebel, Lindlar
Gesetzt aus der Bembo
Druck und Verarbeitung: GGP Media GmbH, Pößneck
Printed in Germany
ISBN 978-3-404-60684-9

Inhalt

Vorwort

von Gundula Gause

In einem armseligen Township in Südafrika habe ich Zanele kennen gelernt, im November 2007, in ihrer Heimatstadt Durban. Ich produzierte für das »heute-journal« einen Fernsehbericht über Zanele, deren Geschichte stellvertretend für Millionen von Menschen steht.

Wir spazierten am Strand des Indischen Ozeans entlang, sprachen miteinander im Kinderschutzzentrum, wo sie viele Jahre gelebt hatte, und ich war dabei, als Zanele in einem Gottesdienst öffentlich bekannte: *»I'm hiv-positiv«*. Immer wenn ich an Zanele denke, dann habe ich ihr Lächeln vor Augen. Diese junge Südafrikanerin, die von Freunden *Smiley* genannt wird, hat mit ihren dreiundzwanzig Jahren mehr todtraurige Stimmungen erlebt, als ich mir ausmalen kann, und trotzdem strahlt sie vor Lebensmut.

Smileys Geschichte führt uns vor Augen, wie hilflos ein *abandoned child*, ein ausgesetztes Kind, von denen es in Südafrika viele Tausende gibt, den Launen und Übergriffen von Erwachsenen ausliefert ist. Der kleinen Zanele erschienen die täglichen Demütigungen und Züchtigungen normal, und sie ertrug sie klaglos, bis sie neun Jahre alt war. Sie hatte nie etwas anderes kennen gelernt. Sie selber sagt über die Zeit: *Solange ich denken konnte, waren mir Schmerzen zugefügt worden. Schmerzen gehörten zu meinem Leben wie der Schlaf und das morgendliche Erwachen, wie der Hunger und der Durst. Mein Streben drehte sich darum, möglichst wenig Prügel einzustecken.*

Südafrika ist das Land mit der höchsten AIDS-Rate weltweit. Die unvorstellbare Zahl von Betroffenen und das Leiden unter der Immunschwächekrankheit haben für mich durch Zanele ein Gesicht bekommen. Ihre Geschichte verdeutlicht, wie das HI-Virus den Zusammenhalt von Gesellschaften zerstören kann, und wie trotz aller Offensichtlichkeit viel zu lange geschwiegen worden ist. Wenn schon Erwachsenen die körperlichen und sozialen Auswirkungen des HI-Virus unzählige Rätsel aufgeben, Ängste und Panik schüren, wie tritt dann eine Heranwachsende dem Stigma und der Verzweiflung entgegen?

Zanele zeigt uns, wie sie trotz aller Schicksalsschläge ihr Leben meistert.

Wenn sie sich bereits als junges Mädchen Gedanken über den Tod und den Verlauf der eigenen Beerdigung macht, dann sind dies eindringliche Vorstellungen einer Erzählerin, die jedem Leser bereits mit der ersten Seite dieses Buches ans Herz wachsen wird. Zanele nimmt uns auch mit in das Leben eines normalen Teenagers in einer südafrikanischen Großstadt. Niemand kann ihr die Krankheit ansehen. Sie liebt Musik und Tanz, ist eine begnadete Sängerin und lässt uns teilhaben an ihren Träumen, Wünschen und Hoffnungen. Das ist wunderbar und beeindruckend.

Wenn ich an Zanele denke, stelle ich mir immer wieder die gleichen Fragen: *Was macht uns stark, wenn wir uns schwach fühlen? Was gibt unserem Leben Sinn?* Zanele hat ihre Antwort gefunden: Sie schöpft die Kraft aus ihrem Glauben. Und sie hat Unterstützung in einem Hilfsprojekt gefunden, in dem Nächstenliebe das oberste Gebot ist. Spenden aus Deutschland machten diese Arbeit für Aidswaisen und infizierte Kinder möglich.

Für mich ist Zanele eine enorm starke Frau, die ein Vorbild sein kann, wenn wir in Krisenzeiten verzweifeln und aufgeben wollen. Selten hat mich jemand so sehr beeindruckt wie dieses strahlende Mädchen im Kampf gegen seine Krankheit. Sie hat das Lächeln nicht aufgeben, die südafrikanische Smiley.

Gugu

Vielleicht heiße ich Gugu.

Als kleines Mädchen soll ich auf die Frage nach meinem Namen mit *Gugu* geantwortet haben. Und so stelle ich mir vor, dass meine Mutter mir diesen Namen gab. Gugu bedeutet »kostbar«. Ich muss kostbar für sie gewesen sein, ein Geschenk des Lebens. In den Tiefen meiner Erinnerung, auf der Suche nach den Wurzeln meiner Herkunft, taucht dieser Name wie ein schwaches Rufen aus der Ferne auf. Ich kann die Stimme meiner Mutter nicht hören und weiß nicht, ob sie jemals *Gugu* in mein Ohr geflüstert hat. *Kleine Gugu, weine nicht, ich bin bei dir.* Ob sie jemals mit diesem Namen über mich gesprochen hat? *Seht nur, das ist unsere Gugu!* Im Stillen nenne ich mich Gugu, auch wenn niemand anderer mich so nennt.

Denn ich werde Zinhle gerufen. Diesen Vornamen trage ich, seitdem ich denken kann. Als ich in die Schule kam, brauchte ich einen Zunamen. In den Dokumenten wurde Mbambo eingetragen, weil ich damals bei einer Familie mit diesem Namen lebte. Der Name Mbambo bleibt immer mit den dunkelsten Stunden meines Lebens verbunden.

Ich selbst habe mich vor einiger Zeit Zanele genannt. Diesen Namen wählte ich, um mich zu schützen. Mit ihm ist die Angst verbunden, als HIV-Infizierte erkannt zu werden, zugleich aber auch der Mut, den es brauchte, meine ganze Geschichte fremden Menschen zu erzählen.

Wie in Südafrika üblich, gaben mir auch meine Freunde einen Namen. Sie nannten mich immer nur Smiley, weil ich stets ein lachendes Gesicht gezeigt habe. Und noch heute werde ich manchmal so gerufen. In kann mir keinen passenderen Namen für die Lebensfreude denken, die ich – trotz allem – verspüre.

1 Verliebt

Ein schüchternes Lächeln. Ich sah erst einmal nur dieses Lächeln. Dann das markante Gesicht und die schönen Augen.

»Darf ich dich fragen, wie du heißt?«

Ich musste zu dem jungen Mann vor mir aufschauen. Gerade noch hatte King, ein Schulfreund und einer der Gastgeber der Party, neben mir gestanden. Wo war er hin? Ich sah mich verlegen um und entdeckte ihn an der Tür, wo er neu ankommende Gäste begrüßte. Wir alle waren in ausgelassener Partystimmung, obwohl es heller Nachmittag war. Aber wir hatten auch allen Grund zum Feiern und vielleicht auch Langeweile, denn das Schuljahr ging in wenigen Tagen zu Ende, und außer der Zeugnisausgabe passierte nicht mehr viel. Die Ferien nahten, Weihnachten stand vor der Tür und es wurde Sommer.

Immer noch lächelte mich mein Gegenüber an; er war einen Kopf größer als ich, schlank, hatte die Haare kurz geschoren, wodurch sein hübsches Gesicht erst recht zur Geltung kam. Seine Frage hatte er in einer Mischung aus Englisch und isiZulu gestellt, der Sprache eines Bantu-Volkes in Südafrika.

Jetzt lächelte ich zurück. »Du darfst«, antwortete ich in reinem isiZulu, meiner Muttersprache, ohne ihm meinen Namen zu nennen.

»Okay, also dann möchte ich dich fragen, wie dein Name ist.«

»Wie ist deiner?«, fragte ich zurück und grinste.

»Lindani.« Ein typischer Zulu-Name. Ich kannte diesen Namen und mochte ihn.

Ich nickte Lindani zu. »Ich heiße Zinhle.«

In diesem Moment drehte jemand die Musik laut auf, und einige der Partygäste stürmten zum Tanzen in die Mitte des Wohnzimmers, in dem die Couch, die Sessel und der Tisch an den Rand gerückt worden waren. Kings Eltern waren für zwei Tage verreist. Lindani gab mir ein Zeichen, und wir wechselten in die Küche hinüber, wo Alkohol, Zigaretten und Marihuana die Runde machten. Ich ließ wie immer die Finger davon.

»Bist du ein Freund von King?«, fragte ich, obwohl ich mir schon dachte, dass Lindani von Kings älterem Bruder eingeladen worden war.

Er schüttelte wie erwartet den Kopf und erzählte, dass er mit Adam befreundet sei.

Ich sah in Lindanis tiefbraune Augen und fragte mich, ob er nur auf ein schnelles Rendezvous aus war. Schließlich wollten die meisten Jungen nur das Eine.

»Wie läuft es bei dir in der Schule? Welche Interessen hast du?«, fragte er und nippte an seiner Cola.

Ich war überrascht, so ernsthafte Fragen gestellt zu bekommen. Wir tauschten nicht nur smalltalkmäßige Nettigkeiten aus, sondern unterhielten uns wirklich. Lindani hörte mir aufmerksam zu, als ich sagte, dass mir mein Schulabschluss wichtig sei und ich darauf hinarbeite, das begehrte *Matric* zu schaffen. Wenn mein diesjähriges Zeugnis gut genug war, dann würde ich bis zum höchsten Abschluss weitermachen können. Lindani fragte alles Mögliche nach, und ich erzählte ihm nicht nur von der Schule, sondern irgendwann sogar von meinen Zukunftsplänen, die bis zu diesem Gespräch nur als vage Hirngespinste in meinem Kopf herumgegeistert waren. Ich hörte mich sagen, dass ich eines Tages anderen Menschen helfen wollte. »Ich möchte Sozialhelferin werden oder sogar studieren.«

»Wow. Du hast ja richtige Ziele.«

»Ja, Südafrika braucht Menschen, die nicht nur an sich denken und die bereit sind, anderen zu helfen. Ich jedenfalls möchte mich nicht nur um meine eigenen Sorgen und Nöte kümmern, sondern mich auch für das Wohl anderer engagieren. Es gibt so viel zu tun in unserer Welt!«

»Du bist ein starkes Mädchen«, sagte Lindani, »du gefällst mir.«

Ich schluckte. Die Worte waren aus mir nur so herausgesprudelt. Hatte ich vielleicht übertrieben? Natürlich wollte ich Lindani gefallen. Aber als *so* stark empfand ich mich gar nicht. Ich war eben kein Mädchen, das sich lediglich für Jungen, Partys und Klamotten interessierte. Dafür hatte ich wahrscheinlich schon zu viel erlebt.

Oder will er mir nur schmeicheln, überlegte ich.

»Hey, warum plötzlich so still, hab ich etwas Falsches gesagt?« Lindani machte ein besorgtes Gesicht.

Es sah so süß aus, wie sich seine Stirn zusammenkrauste, dass ich meine Bedenken sofort verwarf.

Lindani war fast fünf Jahre älter als ich und hatte bestimmt schon Erfahrungen mit Frauen. Trotzdem schien er anders zu sein als die anderen Jungen in seinem Alter, die ein Mädchen nur so schnell wie möglich ins Bett bekommen wollten. Er fragte nicht nach einem Date und er berührte mich nur sanft und wie zufällig. Ich genoss diese zarte Annäherung und war auf dem besten Wege, mich zu verlieben.

Rechtzeitig vor Einbruch der Dunkelheit begleitete mich Lindani zum Minibus, mit dem ich zurück zum St. Philomena's in Sydenham, im östlichen Teil von Durban, fuhr. Allerdings verschwieg ich Lindani, dass ich im Waisenhaus lebte und keine Eltern hatte. Ich genoss es, wie ein ganz normales Mädchen behandelt zu werden, das sich in einen sympathischen, gut aussehenden jungen Mann verguckt hatte.

»Komm gut nach Hause, kleine Zinhle«, sagte Lindani zum Abschied und zog mich für einen kurzen Moment an sich. Der

Duft seiner Haut, der mir in die Nase stieg, machte mich für einen Moment atemlos.

Als der Motor des Minibusses losbrummte, hob ich die Hand, und durch die trübe Scheibe warf mir Lindani noch einmal sein Lächeln zu. Ich wünschte mir sehnlichst, ihn bald wiederzusehen – und ich musste nicht einmal lange darauf warten.

Am nächsten Tag stand Lindani vor dem Schulgebäude, und ich war mir sicher, dass er meinetwegen gekommen war. Wir plauderten miteinander wie beste Freunde.

»Darf ich dich anrufen?«, fragte er, als ich in den Unterricht musste.

»Lieber nicht. Aber du kannst mir deine Nummer geben.«

»Versprichst du mir denn, mich anzurufen? Heute ist dein letzter Schultag vor den Ferien. Wie kann ich dich sonst wiedersehen? Die Ferien sind lang.«

Während er seine Adresse und Telefonnummer notierte, stieg eine seltsame Hitze in mir auf und meine Wangen glühten vor Aufregung. Ich hätte meinen Blick am liebsten gesenkt, aber stattdessen strahlte ich Lindani an. Ich war Smiley und schenkte ihm mein schönstes Lächeln, als er mir den Zettel gab.

»Ich melde mich«, sagte ich und verschwand durch das Schultor.

Es wäre kein Problem gewesen, mich im St. Philomena's anzurufen, aber ich wollte vermeiden, dass eines der anderen Mädchen aus meiner Wohngruppe an den Apparat ging und Lindani womöglich Dinge über mich erzählte, die er besser von mir selbst erfahren sollte. Vielleicht dachte Lindani, ich würde in einer normalen Zulu-Familie leben und meine Mutter dürfe nicht erfahren, dass mich ein Junge anrief. Zulu-Mädchen dürfen als Schülerinnen noch keine festen Freunde haben. Und vor einem ersten Date muss sich der junge Mann selbstverständlich bei den Eltern vorstellen. Ganz zu schweigen von Discobesuchen oder nächtlichen Partys, das war nur etwas für Weiße oder für moderne Inder oder für Coloureds – wie in Südafrika Farbige bezeichnet wurden, deren Vorfahren aus allen denkbaren Teilen der Erde stammen konnten und weder zu den weißen Südafrikanern, den Zulus, Xhosas, Indians oder anderen ethnischen Gruppen gehörten. Zulu-Familien sind traditioneller eingestellt. In letzter Zeit sah man allerdings immer häufiger schwangere Zulu-Mädchen in Schuluniformen. Es wurde von einer wahren Epidemie schwangerer Zulu-Schülerinnen gesprochen. »Früher war so etwas undenkbar«, empörten sich ältere Zulus. Es kursierte die Mutmaßung, dass die Mädchen nur die Unterstützung des Staates kassieren wollten, die neuerdings an alleinstehende Mütter ausgezahlt wurde. Es war nicht viel, kaum genug um Kindernahrung zu kaufen, aber für einige Mädchen offenbar Anreiz genug, endlich an das erste eigene Geld zu kommen, mit dem Wunsch, sich von den strengen Eltern zu lösen. Hoffentlich denkt Lindani nicht, ich sei eins von diesen Mädchen, ging es mir während des Unterrichts durch den Kopf.

Am liebsten hätte ich ihn noch am selben Tag angerufen. Doch was sollte ich erwidern, wenn er mich besuchen wollte? Ich lag auf meinem Bett und sah ihn immer wieder vor mir, sein Lächeln, seine tiefbraunen Augen … Ich stellte mir vor, wie wir Hand in Hand am Meer entlangliefen. Doch schon einen Augenblick später vertrieben dunkle Gedanken den unbeschwerten Tagtraum, und über Lindanis Lächeln zogen sich lange Schatten. *Ich bin HIV-positiv, Lindani. Hörst du? Ich bin mit dem Aids-Virus infiziert.* Sollte ich ihm das sagen? Dann würde er mich doch sicher meiden.

Im Heim wussten nur wenige Betreuer von meiner Infizierung. Einer von ihnen war natürlich Uncle Patrick, der Direktor von St. Philomena's – die Betreuer wurden alle mit Onkel oder Tante angeredet. Uncle Patrick war ein weißer Südafrikaner, der immer ein freundliches Wort auf den Lippen hatte. Er hatte mir auch gesagt, dass ich niemandem von meiner HIV-Infektion erzählen müsse. »Das ist deine Privatangelegenheit!«, hörte ich ihn noch einmal. Dass ich infiziert bin, war also ein Geheimnis zwischen mir, den Betreuern und den Ärzten. Doch dann kam vor einem halben Jahr Evan neu ins Waisenhaus. Er machte keinen Hehl daraus, dass er sich in mich verliebt hatte. Und es war das erste Mal, dass mir ein Junge gefiel. Doch noch bevor ich wagte, es ihm zu zeigen, zog er sich plötzlich von mir zurück. Er senkte jedes Mal den Blick, wenn ich ihm in einem der Flure begegnete oder im Essensraum über den langen Tisch hinweg zu ihm hinübersah. Ich wusste nicht, was geschehen war, dass er mich auf einmal mied.

An einem Nachmittag kam Uncle Patrick zu mir ins Zimmer.

»Zinhle, was ist los? Aunty Vasha meint, du wärst seit ein paar Tagen immer so traurig und hast schon zweimal nachmittags beim Sport gefehlt.«

»Ach nein, alles ist gut«, log ich und zeigte ein breites Lächeln, das ihn aber nicht zu überzeugen schien.

»Zinhle, ich weiß, dass Evan dich gern als Freundin gehabt hätte. Aber ihr seid noch so jung. Es geht nicht, dass ihr jetzt schon eine Partnerschaft eingeht, ihr seid dafür noch nicht reif.«

Ich sah Uncle Patrick stumm an.

»Und überhaupt musst du besser aufpassen. Du kannst nicht einfach mit einem Jungen zusammenkommen. Denk an den Virus ... Wie gesagt, du bist auch noch viel zu jung ...«

Mir stiegen Tränen in die Augen, aber ich nickte.

Jetzt ahnte ich, warum Evan einen Bogen um mich machte. Uncle Patrick musste ihm etwas von meiner HIV-Infizierung gesagt haben. Es war nun nicht nur mein Herz gebrochen, sondern von diesem Gespräch an schämte ich mich, wenn ich Evan sah. Seinen Blick suchte ich nicht mehr. Die Sorge, dass Evan mein Geheimnis weitererzählte, war immerhin unbegründet, er schien dichtzuhalten. Aber von diesem Tag an wusste ich, dass ich vorsichtig sein und mein Geheimnis gut hüten musste. HIV war ein Stigma, es konnte einsam machen.

Ich starrte an die Decke und fragte mich, ob es überhaupt einen Sinn machte, Lindani noch einmal zu treffen. War es nicht besser, gar nicht mehr an ihn zu denken. Ich war verliebt. Ja. Aber vielleicht tat es nicht so weh, wenn ich den Kontakt jetzt abbrach. Ich schloss die Augen und dachte wie so oft an meine Mutter. An meine Mutter, die ich nicht kannte, meine Mutter, die ich vielleicht für immer verloren hatte. Wo war sie nur? Warum kam sie nicht, um mich zu trösten. *Kleine Gugu, weine nicht, ich bin bei dir.*

Wie so oft schrieb ich ihr unter Tränen einen Brief und fragte sie um Rat.

Meine liebe Mami!
Ich brauche dich. Es gibt einen Jungen, den ich sehr mag.
Aber es wäre besser, ihn nie wiederzusehen. Was soll ich tun?
Bitte, bitte hilf mir, die richtige Entscheidung zu treffen.
Deine Gugu

2 Glitzerndes Meer

Die nächsten beiden Tage versuchte ich, nicht an Lindani zu denken. Den Zettel mit seiner Adresse und Telefonnummer hatte ich zerknüllt und in den Papierkorb geworfen. Mit dem Ergebnis, dass ich morgens als Erste vor der Schule stand und hoffte, Lindani möge doch noch einmal vorbeikommen, mich besuchen. Aber er kam nicht. Lustlos blieb ich am Nachmittag in meinem Zimmer, das ich mit drei anderen Mädchen teilte. Fezile hatte noch versucht, mich zu überreden, mit ihr und den anderen schwimmen zu gehen, aber ich wollte lieber allein sein. Ich empfand es manchmal anstrengend, so wenig Rückzugsmöglichkeiten zu haben, immer schwirrten irgendwelche Leute um einen herum. Und immer gab es irgendwelche Aufgaben zu erledigen. Während ich meine Wäsche in den Schrank faltete, dachte ich daran, wie ich in St. Philomena's angekommen war.

Eine junge Sozialarbeiterin, ich kann mich an ihren Namen nicht erinnern, hatte mich zum Waisenhaus St. Philomena's gebracht. Ich hatte auf dem Rücksitz des Wagens gekauert und ängstlich aus dem Fenster gesehen. Die Ungewissheit über mein neues Zuhause war mir unerträglich gewesen. Als die junge Frau den Wagen einen Hügel hinunterlenkte, war der Blick plötzlich frei, und ich sah in der Ferne so viele Häuser, wie ich sie nie zuvor gesehen hatte. Dann entdeckte ich am Horizont das glitzernde Meer. Ich reckte meinen Hals, und meine Stirn berührte die kühle Scheibe. Ich sah mein Land neu, hinter den Hügeln entblößte sich eine unendliche Weite, und ich blickte gebannt auf die riesige Stadt, der wir uns näherten.

Immer wieder haftete sich mein Blick an die Hochhäuser und – an das weite Meer, das in der Sonne funkelte. Ich wusste nicht, wo wir uns befanden und wohin genau wir fuhren.

Wir kamen in Ortschaften, in denen Häuser mit üppigen Gärten am Straßenrand standen. Dann fuhren wir an einer Siedlung aus einfachen Holz- und Blechhütten vorbei, dicht gedrängt standen die armseligen Behausungen da. Manche hatten ein Dach nur aus Plastikplanen. Nach einer Weile sagte die Sozialarbeiterin: »Jetzt haben wir Sydenham erreicht. Dein neues Zuhause liegt im östlichen Zentrum von Durban. Dir wird es hier sicher gefallen.«

Mein neues Zuhause. Ich blickte weiter aus dem Fenster.

Nachdem wir eine größere Kreuzung passiert hatten, an der Jugendliche vor einem Supermarkt standen und sich im Schatten einer Markise drängten, bog die Sozialarbeiterin auch schon in eine Einfahrt ein. Wir hielten vor einem Tor und wurden erwartet. Ein Pförtner öffnete, und dann begrüßte mich eine indische Frau. Ich verstand kein Wort und war zu schüchtern, um etwas zu sagen. Die Frau lächelte, und ich schaute auf ihre weißen Zähne und ihr wunderschönes glattes Haar, das sie zu einem Knoten zusammengesteckt hatte. Sie führte mich durch einen Garten und zu mehreren kleinen Häusern, die wie in einem Dorf beieinanderstanden. Kinder spielten auf dem Rasen, und ich spürte ihre prüfenden Blicke.

Eines der Häuser sollte mein neues Zuhause sein, wie die Inderin mir mit einem Lächeln und verständlichen Gesten erklärte. *Cottage* wurde solch ein Haus genannt. In meinem Zimmer standen vier Betten. Ich hatte nur einen winzigen Beutel mit Kleidung, den ich in einen Schrank legen sollte. In der Küche stand eine Frau am Herd, die isiZulu sprach. Endlich verstand ich jemanden und konnte Fragen stellen. Die Köchin erklärte mir freundlich so vieles über das Haus, mein Zimmer, meinen Schrank und meine Aufgaben als Mitglied einer Wohngruppe, dass mir ganz schwindelig wurde.

Beim Abendessen saß ich mit anderen Mädchen und Jungen an einem Tisch, blickte ab und an hoch und schaute über meinen Teller hinweg in die Runde. Hier gab es nicht nur Zulus wie mich. Ich lauschte den Gesprächen, konnte aber nicht verstehen, was die anderen Kinder sagten und fühlte mich unwohl. Ich kannte kein einziges englisches Wort. Und bisher hatte ich kaum Kontakt zu Gleichaltrigen gehabt, die eine andere Sprache hatten. In Südafrika leben die unterschiedlichsten Menschen, aber bisher hatten in meiner Umgebung alle ausnahmslos die gleiche Hautfarbe wie ich und sprachen isiZulu. Ich hatte zwar Coloureds, Indians oder gar Whites gesehen, doch noch nie mit Südafrikanern gesprochen, die keine Zulus waren. In Durban lebten auch viele Menschen indischer Herkunft, mir aber war bisher kein Einziger von ihnen begegnet. Sie hatten ihre eigenen Stadtteile, genau wie die Weißen.

Plötzlich entdeckte ich am Nebentisch ein vertrautes Gesicht. Es war Dombie, ein Mädchen, das ich aus Valley View kannte, dem Kinderheim, in dem ich übergangsweise untergebracht gewesen war. Dombie erkannte mich auch sofort wieder. Sie nickte mir zu, und ich war erleichtert. Am Abend trug sie den gleichen Bademantel wie ich – bis auf die Farbe – und wir lachten. Ihrer zeigte ein blaues und meiner ein rotes Blumenmuster. Dombie war einige Tage vor mir im St. Philomena's angekommen und kannte sich bereits ein wenig aus. Auf dem Weg ins Bad plauderten wir ohne Unterlass in isiZulu, und ich war froh, einen vertrauten Menschen um mich zu haben. Ich wollte schon wie üblich mit ihr unter die Dusche steigen, als sie mir sagte, dass die Betreuer erklärt hätten, es gäbe in diesem Heim eine wichtige Regel: Die Persönlichkeit und die Privatsphäre jedes Einzelnen muss respektiert werden! Dombie und ich versuchten uns zusammenzureimen, was damit gemeint sein konnte. Jedenfalls bedeutete es auch, dass die Kinder nicht gemeinsam duschten. Es war ein schönes Gefühl, allein hinter einem Vorhang das Wasser auf sich herabprasseln zu lassen, und ich begann vor Freude ein Lied zu trällern.

Dombie war es, die mir erklärte, dass wir alle unsere Betreuer mit Aunty und Uncle, mit Tante und Onkel, ansprechen sollten. *Auch den weißen Patrick Vorster? Und die indische Frau?* Ich war verwundert.

»Dombie, wie kann ein Weißer mein Onkel sein?«, fragte ich.

Sie lachte. »Wir Kinder sagen alle Uncle Patrick!«

Für mich war das merkwürdig. Zulu-Kinder sprachen zwar Zulu-Erwachsene auch als Tante oder Onkel an, aber nie zuvor hatte ich eine weiße Frau mit Aunty angeredet. Ich hatte mich noch nie in meinem Leben mit Weißen überhaupt unterhalten. Einige Male hatte ich welche in vorbeifahrenden Autos gesehen. Aber eigentlich kannte ich bis zu diesem Tag Weiße nur aus dem Fernsehen.

In St. Philomena's war ich in einer fremdartigen Welt angekommen.

In den ersten Wochen in diesem »Haus für Kinder«, wie es Uncle Patrick immer nur nannte, war ich so beschäftigt, dass mir schon beim Abendessen vor Müdigkeit die Augen zufielen. Ich war ein kleines Mädchen von zehn Jahren und hatte unzählige Aufgaben zu erledigen. Alles im Heim lief nach einem festgelegten Plan. So begann jeder Tag um sechs Uhr morgens. In unserer Etage gab es vier Zimmer, die sich jeweils vier Mädchen teilten. Im Stockwerk über uns wohnten die Jungen. Nach dem morgendlichen Duschen mussten wir unsere Betten machen. Reihum waren die Mädchen oder Jungen eines Zimmers für die Zubereitung des Frühstücks zuständig.

Nach der Schule wuschen wir unsere Socken und unsere Unterhemden und putzten die Schuhe. Wir Mädchen hängten unseren Uniformrock auf einen Bügel, damit er nicht knitterte. Nachmittags saßen alle Kinder an ihren Schulaufgaben und durften nicht eher aufhören, bis alles erledigt war.

So vieles war neu für mich. Auch beim Essen kam so manche Überraschung auf den Tisch. Es gab Speisen im St. Phil's, die ich nie zuvor gesehen hatte. Das sei gesund, wurde uns erklärt, aber ich gewöhnte mich nur langsam an die sonderbaren Gerichte und den fremden Geschmack im Mund. Nach wie vor aß ich am liebsten Pap, Maismehlbrei, aber Currys und Biryani schmeckten mir auch. Ständig wurde uns Obst und Gemüse aufgetischt, was die meisten Kinder nicht mochten.

Wenn ich Küchendienst hatte, musste ich den Tisch decken und nach dem Essen das Geschirr abwaschen. Das tat ich zumeist mit einem Lied auf den Lippen. Sobald ich vor dem Abwaschbecken stand, begann ich wie von selbst zu singen. Es machte mir Spaß und erleichterte die Arbeit. Eine der letzten Aufgaben des Tages war das Bügeln der Schuluniform vor dem Schlafengehen.

In der nächtlichen Dunkelheit hörte ich manchmal eines der Mädchen weinen. Sie tat es unter der Decke, so wie ich, aber ich konnte es trotzdem hören.

Neben den vielen Aufgaben blieb aber auch Zeit zum Spielen.

Das Gelände von St. Philomena's war weitläufig und hatte einen großen Garten und sogar einen Swimmingpool, in dem ich das Schwimmen lernte; die Betreuer sagten immer, dass eigentlich jedes Kind in Durban schwimmen lernen müsse, denn schließlich lebten wir am Indischen Ozean und beim Baden seien bereits viele Menschen ertrunken. Ich war bis zu diesem Zeitpunkt noch nie am Strand gewesen. Uncle Patrick war stolz auf den hauseigenen Pool, und so durften wir an den heißen

Tagen von Dezember bis April die Erfrischung und das Toben im Wasser genießen. Weil wir so viele Kinder waren, bildeten wir jeweils Gruppen und bekamen Zeiten genannt, während der sich jede Gruppe im Pool vergnügen durfte.

Schon bald kannte ich in St. Philomena's jeden Winkel. Die Wohnhäuser der Kinder im hinteren Teil des Grundstücks waren der Dreh- und Angelpunkt unserer Lebenswelt. Dort lag auch der Swimmingpool. Hohe Bäume beschatteten die Wege, in den Beeten blühten Blumen, die von Gärtnern gepflegt wurden. Über achtzig Kinder und zahlreiche Betreuer lebten hier zusammen. Jedes Bett war belegt, und sobald ein Kind auszog, weil es zu seinen Eltern zurückkehren konnte oder von einer Pflegefamilie aufgenommen wurde, kam ein neues Kind. Im Hauptgebäude gab es einen großen Saal, in dem wir Feste feierten. Manchmal fanden dort auch Tagungen und Kongresse statt, und es wimmelte ein paar Tage nur so von Fremden. Regelmäßig kamen Besucherdelegationen aus Südafrika und sogar aus fernen Ländern und wurden durch das Heim geführt. Nicht selten waren Nonnen darunter, die gemeinsam mit uns Kindern die Messe feierten. St. Philomena's war 1895 von Mother Mary of the Cross gegründet worden. Sie hatte in einem Krankenhaus einen Zufluchtsort für bedürftige Kinder eingerichtet. Später war daraus ein Mädchenheim geworden und viele Jahre später ein gemischtes Haus. Für unsere Gäste haben wir besondere Lieder und Tänze einstudiert. Uncle Patrick trug zu diesen Anlässen ein festliches Gewand. In der Gemeinschaftsküche arbeiteten dann unzählige Frauen und versorgten die Gäste. Den Besuchern aus Europa wurde ausschließlich mageres Fleisch aufgetischt, und ich habe mich immer gefragt, warum sie ihnen die köstlichen fetten Stücke vorenthielten. Von unserem afrikanischen Pap aßen die Fremden nur winzige Portionen, von denen ich niemals satt geworden wäre. Während ich mir bei jeder Mahlzeit eine große Kelle von dem Maisbrei auf den Teller häufte, waren es bei ihnen nur einige Löffelchen. Wenn Aunty Helen in der Küche Dienst hatte, bekam ich manchmal Erdnussplätzchen oder Biskuits durch die offene Hintertür zugesteckt ...

In St. Philomena's gab es Vorzimmer, Besprechungsräume, Büros, eine Aula und einen Innenhof mit einem umlaufenden Balkon in der ersten Etage, wo wir manchmal Verstecken spielten, wenn die Büroangestellten Feierabend hatten. Die Kapelle, ein wunderschöner ruhiger Ort, lag hinter dem Hauptgebäude.

Die Kinder des St. Phil's besuchten verschiedene Schulen, ich ging auf eine Multiracial School, eine Schule, in der Kinder unterschiedlicher Hautfarben und Religionen unterrichtet wurden. Bisher war ich ausschließlich mit Zulus zur Schule gegangen, aber nun saß ich gemeinsam mit Kindern in einer Klasse, die allesamt nur englisch miteinander sprachen. Anfangs saß ich stumm auf meiner Bank und konnte kaum etwas von dem verstehen, was die Lehrer sagten. Ich war zum Schweigen verdammt und entwickelte eine regelrechte Abneigung gegen die englische Sprache, die so unverhofft in mein Leben getreten war und mir die Fähigkeit zum Sprechen raubte. Überall hörte ich nur noch Englisch, und von mir wurde verlangt, es ebenfalls zu sprechen. Es war eine Qual. Nur wenige Mitarbeiter des St. Phil's sprachen meine Muttersprache, und die meisten Zulus aus meiner Wohngruppe konnten bereits Englisch und machten sich über mich lustig, wenn ich nicht alles verstand oder die Worte falsch benutzte. Bemerkten unsere Betreuer das, standen sie mir zur Seite. Sie erklärten, dass wir uns gegenseitig helfen und uns nicht über jene lustig machen durften, die noch kein Englisch konnten. Stattdessen sollte man die richtigen Worte vorsagen. Aber auch das gefiel mir nicht. Ich mochte es nicht, wenn andere Kinder mich verbesserten und ich die gesuchten englischen Worte nachplappern musste. Warum sollten wir *hello* anstatt *sawubona* sagen, warum *yes* anstatt *yebo* und *no* statt *cha*? Diese Regel des St. Phil's gefiel mir überhaupt nicht. IsiZulu war meine Sprache, und ich nutzte jede Gelegenheit, um mich mit den vertrauten Klängen und Worten zu verständigen. Manche Betreuer zeigten Verständnis dafür, aber sie erklärten mir auch, dass es besser für mich sei, eine Zeit lang ausschließlich englisch zu sprechen. Nur so könne ich dem Unterricht bald problemlos folgen und mich mit allen Lehrern, Kindern und Betreuern verständigen. Außerdem würde ich lernen, mich in einer angemessenen Lautstärke zu unterhalten. Zulus reden normalerweise laut, denn für uns ist es unhöflich, leise zu sprechen. Wer leise spricht, habe etwas zu verheimlichen und rede hinter dem Rücken der anderen, heißt es.

Manchmal fragten unsere Betreuer, wie bestimmte Worte in isiZulu heißen. Sie versuchten sogar, die Klick- und Schnalzlaute nachzuahmen, die so typisch für unsere Sprache sind. Aber seltsamerweise gelang das nur den wenigsten. Aunty Vasha, die Inderin mit den wunderschönen glatten Haaren, versuchte ihr Bestes und brachte mich mit ihren missglückten Lauten oft zum Lachen. Ich wusste nicht, wie ich ihr erklären sollte, was sie mit ihrer Zunge und ihrem Gaumen machen musste, damit ihr das typische Klicken gelang. Für mich waren diese Laute ein ganz gewöhnlicher Teil meiner Sprache, und es dauerte eine Weile, bis ich merkte, dass es im Englischen nicht so war. Meinen Namen konnten nur die wenigsten richtig aussprechen. Meistens behalfen sie sich mit einem »k« in der Mitte, anstatt sich an dem weicheren Schnalzlaut zu versuchen. In der fremdsprachigen Variante wird aus meinem Zulu-Namen »Zinhle« ein »Zinkle«, aber das störte mich nicht. Der Name bedeutete mir nicht viel. Ich hatte ihn offiziell bei meiner Einschulung bekommen. Damals war ich ohnehin nur ein von der Straße aufgelesenes Kind ohne eigene Familie. Mit mir schienen die Erwachsenen meiner Umgebung machen zu können, was sie wollten.

Im Waisenhaus arbeiteten immer mal wieder auch Ausländer. Sie kamen aus Europa und blieben für einige Monate bei uns. Manche von ihnen hatten genauso mit englischen Wörtern zu kämpfen wie ich, aber irgendwie verstanden wir uns trotzdem. Sosehr ich mich auch bemühte, es fiel mir schwer, mich an die Sprachregelung in St. Phil's zu halten. Immer wieder wurde ich ermahnt und gefragt, wie ich jemals Englisch lernen wolle, wenn ich jede Gelegenheit nutze, um isiZulu zu sprechen. Wie wolle ich jemals die Lehrer in der Schule verstehen, dem Unterricht folgen und den Gottesdienst mitbekommen?

»Das will ich überhaupt nicht!«, brüllte ich meinen Betreuern ins Gesicht, ließ Türen knallen und rannte davon.

In diesen ersten Monaten im St. Phil's bekam ich zusätzliche Leseaufgaben gestellt. Ständig sollte ich etwas vorlesen. Ich hasste es, aber schließlich merkte ich, wie meine Aussprache sich verbesserte. Meine Lehrer ließen nichts unversucht, mich zu einem englisch sprechenden Mädchen zu erziehen. Und schließlich sprach ich sogar besser als manch andere Kinder, die vorher über mich gelacht hatten. Und dann erlebte ich erstmals Momente, in denen ich nicht mehr nach den richtigen Worten suchen musste, weil sie wie von selbst auf meiner Zunge lagen. Jahre später wurde ich von unseren Betreuern sogar ermahnt, meine Muttersprache nicht zu vergessen.

Ich stand gedankenverloren vor meinem geöffneten Schrank und musste auf einmal an Lindani denken. Eine so lustige Mischung aus isiZulu und Englisch, wie er es gesprochen hatte, hatte ich noch nie gehört. Bei den Gedanken zurück an unser erstes Treffen stieg ein wohliges Kribbeln in mir auf. Dann fiel mir der Zettel ein, seine Telefonnummer … Wie hatte ich sie nur wegwerfen können. Mit einem Satz war ich bei dem Papierkorb und fischte den kleinen Papierball zwischen leeren Verpackungen und anderem Müll wieder heraus. Ich strich den Zettel glatt, so gut es ging, und betrachtete versonnen die ungelenke Schrift. Ich konnte Lindani nicht einfach vergessen. Niemals.

Am Abend schlich ich leise zum Telefon auf unserer Etage und begann Lindanis Nummer zu wählen. Nach jeder Ziffer biss ich mir nervös auf die Unterlippe. Tat ich das Richtige? Sollte ich nicht doch lieber wieder auflegen? *Mama, gib mir doch ein Zeichen …* Was sollte ich überhaupt sagen? Ich konnte Lindani nicht zu mir einladen. Ich musste ihn irgendwo anders treffen, irgendwo, wo wir keinem Betreuer und keinem Heimkind oder Mitschülern von mir begegneten. Aber wie sollte ich dorthin kommen? Es war nicht üblich, dass ein Mädchen in meinem Alter allein irgendwohin fuhr. Mein Leben hatte sich in den letzten fünf Jahren überwiegend in Sydenham abgespielt, wo ich alle Wege zu Fuß bewältigen konnte. Welchen Treffpunkt konnte ich ihm vorschlagen? Ich fand keine Antwort, hängte den Hörer ein und schlich mutlos zurück in mein Zimmer.

Bis Weihnachten, das ich mal wieder bei einer neuen Pflegefamilie verbringen würde, grübelte ich Tag und Nacht darüber nach, wo ich Lindani treffen konnte. Er lebte in KwaMashu, dem größten Township im Nordosten von Durban, weit weg von Sydenham. Dort konnte ich ihn unmöglich besuchen, überlegte ich. Es war viel zu weit weg und viel zu unsicher für ein junges Mädchen. Das öffentliche Verkehrsnetz war kompliziert, und jede Fahrt dorthin kostete Zeit. Minibusse, in denen betörend laute Musik gespielt wurde – meist kamen dröhnende Bassklänge aus vibrierenden Lautsprecherboxen, bei denen ich mein Herz in der Brust hämmern fühlte –, verkehrten vom Zentrum aus netzartig in Richtung der Randgebiete. Querverbindungen gab es so gut wie keine. Um von einem Stadtteil in einen anderen zu kommen, musste man in der Regel zunächst ins Zentrum fahren und dort in einen Minibus umsteigen, der einen wieder hinaus in den jeweiligen Stadtteil fuhr. Es gab keine Fahrpläne, Abfahrt war, sobald ein Bus voll besetzt war. Es war ein ständiges Ein- und Aussteigen.

Nach Einbruch der Dunkelheit konnten Fahrten im Minibus sogar gefährlich werden, und der Heimweg von der Haltestelle ohnehin. Man konnte ausgeraubt werden oder noch viel Schlimmeres. Immer wieder hörte man von der Zunahme an Gewalttaten. Südafrika gehört zu einem der gewalttätigsten Länder der Welt. Ich kannte es nicht anders: Überfälle konnten immer und überall passieren. Bereits eine Stunde vor Sonnenuntergang bricht an den Zentralhaltestellen im Zentrum der Stadt eine gewisse Hektik aus, weil es jeder rechtzeitig nach Hause schaffen will. Man schaut sich skeptisch um, achtet auf seinen Sitznachbarn und versucht seine Wertsachen zu sichern.

Ich wünschte mir, Lindani an einem friedlichen Ort zu treffen. Und dann fiel mir mein Tagtraum ein. Wieder sah ich uns in Gedanken am Meer entlangspazieren. Das war es! Der Strand von Durban! Die Innenstadt von Durban, mit ihrer weitläufigen Strandpromenade, war bis vor wenigen Jahren noch ein Viertel der Weißen gewesen. Mit der Demokratisierung hatte sich das wie vieles andere auch geändert, darüber hatten unsere Betreuer und Lehrer mit uns geredet. Bisher hatte ich die Strandpromenade meist nur aus dem Bus heraus gesehen. Aber der Gedanke an das blaue Meer und den weißen Strand weckten schöne Erinnerungen. Immerhin war es erst wenige Jahre her, dass ich den Indischen Ozean zum ersten Mal überhaupt aus nächster Nähe gesehen hatte.

Zu Ostern, ich war damals zwölf Jahre alt, durften jene Kinder des St. Philomena's, die keine Verwandten hatten und zu keiner Pflegefamilie gehen konnten, für mehrere Tage nach Port Shepstone ans Meer fahren. Eine Stunde südlich von Durban gab es ein Feriencamp. Das Glitzern des Wassers in der Sonne hatte ich schon öfters aus der Ferne beobachtet, und es hatte mich jedes Mal fasziniert. Nie hatte ich aber auch nur einen Zeh in das weite Blau hineingehalten. Während der Busfahrt nach Port Shepstone fuhren wir eine lange Strecke auf der Autobahn in Richtung Süden, und das Meer lag zum Greifen nah. Irgendwann bogen wir von der Überlandstraße ab und fuhren schließlich einen schmalen Abzweig, auf dem unser Bus hin- und herschaukelte. Ich saß neben Dombie und wir kringelten uns vor Lachen und genossen die Vorfreude. Als wir das bunte Schild sahen, das über einem Tor die Einfahrt zum Camp markierte, schrien wir Kinder vor Aufregung durcheinander. Wir reckten unsere Hälse und entdeckten am Ende des Grundstücks die Ferienhäuser, die von leuchtend weißem Sand umgeben waren. Sobald der Bus geparkt hatte, rannten wir los, und unsere Betreuer hatten Mühe, uns vom Strand zurückzurufen. Auf einmal blieben ein paar Kinder stehen und zeigten rufend auf das Meer hinaus. Und dann sah ich sie, Delfine. Sie sprangen aus dem Wasser und tauchten elegant wieder ein, als würden sie tanzen. Unter dem Getöse der Brandung schienen sie uns begrüßen zu wollen.

Die Geräusche des Meeres waren ungewohnt, und die Kraft der Wellen beängstigte mich. Erst gegen Abend schwoll das unheimliche Meeresgrollen ab, und unsere Stimmen, unser Lachen, unser Rufen und Schreien übertönte die Melodie des Ozeans. Zunächst traute ich mich nicht ins Wasser. Erst als am zweiten Tag auch wesentlich jüngere Kinder im Meer tobten, wagte auch ich mich hinein. Wenn die Brandung mich umzuwerfen drohte, kämpfte ich mich, so schnell ich konnte, gegen den Sog zurück ans rettende Ufer.

Das Meer war ein aufregender Ort, der aber ausschließlich mit schönen Erinnerungen verbunden war, und es würde der richtige Ort sein, um Lindani zu treffen. Ein sicherer Weg zur Strandpromenade von Durban musste sich irgendwie finden lassen. Und tatsächlich gab es eine günstige Busverbindung. Heimlich plante ich die Fahrt zu meinem ersten Date …

Lindani umarmte mich zur Begrüßung und flüsterte mir zärtlich »*Happy new year*« ins Ohr. Es war am Neujahrstag, als wir uns endlich wiedersahen. Selbst Weihnachten hatte ich nur an unser Wiedersehen denken können und die Tage und Stunden gezählt.

»Ich wünsche dir, dass sich deine Träume erfüllen und du gesund bleibst, kleine Zinhle«, raunte er mir zu und drückte mich noch einmal an sich. Ich sog den Duft seiner Haut ein und wollte mich gar nicht wieder aus seinen Armen lösen. Er war mir vertraut, obwohl wir uns doch kaum kannten.

»Hey, wir fallen noch auf.« Lindani lachte.

Ich gab ihm rasch einen Kuss auf die Wange und warf ein paar nervöse Blicke nach rechts und links. »Ich wünsche dir auch ein frohes neues Jahr«, sagte ich leise.

Das Wiedersehen überwältigte mich, und mein sonst unbekümmertes Drauflosplappern ließ noch auf sich warten.

Wir spazierten an der Promenade entlang, und ich kam mir sehr erwachsen vor. Lindani war ein großer, attraktiver junger Mann. Ein Mädchen, das an uns vorbeiging, warf ihm vielsagende Blicke zu. Nach einer Weile nahm Lindani meine Hand. Ich spürte meinen Herzschlag deutlich und ließ es geschehen. Mit einem leichten Händedruck gab mir Lindani zu verstehen, dass ich keine Angst zu haben brauchte.

Ach, wenn er wüsste, wie schwer mir die Tatsache, dass ich HIV-infiziert war, auf der Seele lag. Ich wünschte mir so sehr, dass er mich wieder und wieder umarmte und ich ihm nah war. Ich sehnte mich nach Geborgenheit und Wärme, nach einem Menschen, dem ich ganz und gar vertrauen konnte und der mich liebte. Mich liebte, so wie ich war. Lindani konnte dieser Mensch sein, das spürte ich. … Aber das durfte nicht sein! Ein

Mädchen mit HIV kann man nicht lieben, dachte ich, und es fiel mir schwer, die Tränen zu unterdrücken, die in mir aufstiegen.

Düstere Gedanken und Fragen über Fragen schwirrten in meinem Kopf herum, doch dann spürte ich wieder den sanften Druck von Lindanis Hand. Und plötzlich machte er sich von mir los und lief direkt auf das Meer zu. »Komm, Zinhle, wer schneller am Wasser ist.« Während ich ihm hinterherlief, verschwanden Verzweiflung und Traurigkeit und wir tanzten lachend durch den weißen Sand …

Wie im Flug verging dieser Tag, zum Abschied gab mir Lindani einen Kuss, einen richtigen Kuss.

3 *Abandoned child* – AUSGESETZTES KIND

Ich musste Lindani die Wahrheit sagen. Nicht die ganze Wahrheit. Nicht alles auf einmal. Aber dass ich im Waisenhaus lebte, das ließ sich nicht verbergen, wenn ich mit ihm befreundet sein wollte. Es fiel mir furchtbar schwer, zuzugeben, dass ich ganz allein war, meine leiblichen Eltern nicht kannte, nicht einmal eine Erinnerung an sie hatte, es sogar keinen einzigen Blutsverwandten gab und ich rein gar nichts über meine Wurzeln wusste. Mein Alter, meine Zugehörigkeit zu den Zulus, alles mit Fragezeichen versehen. Und ich hatte keine Übung darin, diese Wahrheit zu erzählen. Tante Phindile, einer der wichtigsten Menschen in meinem Leben, der ich viel zu verdanken hatte und die mich mit ihrem Mann über die vielen Jahre hinweg immer mal wieder am Wochenende besuchte und Ausflüge mit mir machte, gab ich gegenüber den anderen Kindern als meine Mutter aus – so groß war meine Scham, nicht zu wissen, woher ich stammte.

Wenn Tante Phindile und Uncle Sef mit ihrem Auto vorfuhren und wir gemeinsam davonbrausten, machte es mich stolz. Dass sie mich besuchen kamen, zeigte, dass ich ihnen etwas bedeutete und dass sie mich lieb hatten. Dann war ich kein einfaches Waisenkind mehr, sondern ein Kind mit Eltern. Wir »Eltern-Kinder« waren im Heim wesentlich bessergestellt als Waisenkinder oder verlassene Kinder. *»Abandoned child«*, »ausgesetztes Kind« war das schlimmste Schimpfwort, das einen im Heim treffen konnte. Es bohrte sich tief ins Herz und löste ein brennendes Gefühl aus, das manchmal tagelang nicht verschwand. *Abandoned child* bedeutete, dass die eigene Mutter dich nicht haben wollte, dass sie dich ausgesetzt hatte, weil sie dich nicht liebte, weil du ein böses Kind bist, weil du es nicht verdient hast, in einer richtigen Familie zu leben. Ich hatte panische Angst davor, als ausgesetztes Kind angesehen zu werden. Also sollten alle denken, Tante Phindile sei meine Mutter. Niemals wollte ich mit den bissigen Worten *abandoned child* getroffen werden. Niemals diesen Messerstich in meinem Herzen fühlen. Wenn Tante Phindile am Wochenende kam, um mich zu besuchen, dann zweifelte niemand daran, dass sie meine Mutter war, und kein Kind stellte die naheliegende Frage, warum ich nicht bei ihr lebte. Wenn ich von unseren Ausflügen zurückkam, dann war ich das fröhlichste Kind und lachte über das ganze Gesicht. Ein *ausgesetztes Kind* kann niemals ein derartiges Lachen zeigen, daran glaubte ich fest. Und ich war wirklich fröhlich. Ich liebte es, mit ihr zu singen und für sie zu tanzen, und Tante Phindile brachte mir viele Zulu-Lieder bei.

Dass die meisten Kinder im Heim keine Eltern hatten, war kein Trost. Jedes einzelne Kind litt unter dem Gefühl, verlassen worden zu sein. Auch Dombie. Sie war zwei Jahre älter als ich und ein wenig wie eine ältere Schwester. Schließlich teilten wir mit noch zwei Mädchen sogar ein Zimmer. Meistens aber war Dombie mit den größeren Mädchen zusammen, was mich nicht störte, denn in St. Phil's gab es genügend Abwechslung und Beschäftigung. Ich hatte mich im Waisenhaus schon bald nach meiner Ankunft zu Hause gefühlt. Ich hatte schließlich schon ganz anderes erlebt und wusste, was es bedeutete, nicht geschlagen und sogar geachtet zu werden und regelmäßig essen zu bekommen. Doch ich wollte nicht mehr daran denken, ich wollte nicht daran erinnert werden. Dombie mag es ähnlich ergangen sein, aber wir sprachen nicht über unsere Erlebnisse vor

St. Phil's. Mir fiel jedoch auf, dass Dombie wie einige andere Kinder im Waisenhaus niemals Besuch von Verwandten bekam, sie wurde kein einziges Mal übers Wochenende abgeholt, und so stellte ich mir vor, dass sie keine Eltern hatte. Vielleicht waren sie gestorben.

Und wo war meine Mutter? Mit dieser Frage überwältigte mich jedes Mal der Schmerz, ich ließ ihn nicht immer zu, aber an meinen Geburtstagen holte er mich *jedes* Mal ein. Willkürlich hatte eine Behörde den Tag meiner Geburt auf den 1. Januar 1985 gelegt. Ich erinnerte mich an das erste Jahr, in dem ich meinen Geburtstag in St. Philomena's verbrachte und mich die Traurigkeit tief hinabzog. Das Waisenhaus bot am Neujahrstag einen trostlosen Anblick. Die meisten Kinder waren bei Gastfamilien oder sogar bei ihren leiblichen Eltern zu Besuch. Als mir auch am Nachmittag noch niemand von den wenigen Anwesenden gratuliert hatte, hielt ich es nicht mehr aus. Welche Art von Geburtstag sollte das sein? Das Datum stimmte nicht – und nicht ein einziger Mensch dachte an mich, nicht meine Freunde, Mitbewohner und auch nicht die Betreuer in St. Phil's. Keiner von ihnen war zu mir gekommen, um mir zu gratulieren. Ich lag heulend auf meinem Bett. Ich wünschte mir, jemandem mein Herz auszuschütten, und war mir sicher, es würde sonst vor Einsamkeit zerspringen. Warum hatte ich auf der ganzen Welt keinen Menschen, der mich liebte und der sich freute, dass es mich gab? Da nahm ich einen Stift zur Hand und schrieb unter Tränen einen Brief an meine unbekannte Mutter.

Meine liebe Mami!
Nur du weißt, wann ich wirklich Geburtstag habe. Wo bist du? Bitte komme zu mir und sag mir, an welchem Tag ich auf die Welt gekommen bin.

Deine traurige Gugu

Ich hatte mich vollkommen der Verzweiflung hingegeben, als plötzlich Winston, einer der Mitarbeiter des St. Phil's mit einer Geburtstagskarte vor mir stand.

»Happy Birthday, Zinhle! Warum weinst du? Komm runter! Es gibt eine Torte für dich. Wir warten schon die ganze Zeit!«

Unter einem Schleier von Tränen sah ich Winstons Betroffenheit. Er hockte sich vor meinem Bett auf den Boden. »Zinhle, ich kann dich nicht weinen sehen. Wir wollen Happy Birthday für dich singen, auch wenn wir nicht so schön singen können wie du.«

Es wurde dann noch eine fröhliche Feier, und meine Tränen trockneten. Doch es war eben etwas ganz anderes, ohne Eltern zu leben und in einem Heim zu Hause zu sein. Wie gern wollte ich ein ganz normales Mädchen sein!

An manchen Tagen ging ich gemeinsam mit Dombie zur Schule. Ohne eine Abmachung darüber getroffen zu haben, taten wir dann so, als seien wir zwei Schulfreundinnen, die in richtigen Familien und in gewöhnlichen Häusern lebten und die, wie zwei Nachbarskinder, auf dem gemeinsamen Schulweg waren. Ich stellte mir vor, wie unsere Mütter uns an der Haustür mit einem Kuss verabschiedet hatten. Unsere Schule war nur wenige Straßen vom St. Philomena's entfernt. Wenn einige der Heimkinder, die auch auf meine Schule gingen, auf dem Weg dorthin ausnahmsweise eine größere Gruppe bildeten, dann hatte ich ein mulmiges Gefühl. Alles in mir sträubte sich dagegen, mit ihnen gesehen zu werden. Dombie ging es nicht anders, und allmählich bekam ich den Verdacht, dass auch andere Kinder lieber allein zur Schule gingen. Niemand sollte sehen, dass wir verwaist waren.

St. Philomena's hatte einen eigenen Minibus, und ich war froh, dass er keine Aufschrift trug und der Name unseres Heims nirgends auftauchte. Es gab Tage, an denen der Bus nach dem

Unterrichtsende vor der Schule auf uns wartete, weil ein Ausflug geplant war. Wir bekamen regelmäßig Gutscheine für Kentucky Fried Chicken (KFC) oder für den Besuch einer Zirkusvorstellung geschenkt. Ich hasste es, wenn aus den Lautsprechern der Schule die Aufforderung für die Heimkinder kam, sich vor dem Ausgang zu versammeln, weil der Bus vorgefahren sei. Am liebsten hätte ich mich versteckt. Die Kinder aus Familien bekamen schließlich auch keine Freikarten geschenkt und mussten sich nie zu zweit aufstellen, um in eine KFC-Filiale zu gehen und Hamburger zu essen. Nie fuhr ein Bus vor, um sie abzuholen.

Auch wenn wir uns um Normalität bemühten, so hatten die wenigsten von uns Freunde außerhalb des Heims. Nur selten bekam jemand Besuch von einem Kind, das eine Familie hatte. Wir blieben unter uns, auch wenn wir so sein wollten wie andere Kinder. Bei mir war es die Angst vor lästigen Fragen, die mich nur selten Verabredungen mit Kindern außerhalb St. Philomena's treffen ließ. Ich hatte versucht, nicht als Heimkind aufzufallen.

Lindani nun die Wahrheit sagen zu müssen, ihm zu beichten, dass ich keine Mutter, keinen Vater hatte, vielleicht sogar ein ausgesetztes Kind war, bedrückte mich sehr. Ich vergaß darüber sogar die Sorge wegen meiner HIV-Infizierung, ganz zu schweigen von den entsetzlichen Qualen, die ich schon erlebt hatte. Sobald ich an die dunkle Vergangenheit dachte, schob sich ein Riegel vor meine Seele. Wegen der Infizierung beruhigte ich mich erst einmal selbst, so weit waren wir schließlich noch nicht, und dass Küsse nicht ansteckend waren, das hatte ich schon oft genug gehört.

»Ich – ich lebe – in einem Waisenhaus.« Nur stockend kamen die Worte über meine Lippen, und obwohl ich dagegen ankämpfte, standen mir augenblicklich Tränen in den Augen. Lindani und ich saßen am Strand; die sanften Wellen, die ans Ufer schlugen, nahm ich nur noch verschwommen wahr. »Verstehst du, ich habe sonst niemanden –« Meine Stimme brach ab. Lindani zog mich ganz nah an sich und hielt mich fest. Jetzt ließ ich die Tränen einfach laufen. Immer wieder drückte Lindani mich an sich und versuchte mich zu beruhigen. Doch einmal entfesselt, konnte ich gegen den Tränenstrom nicht mehr an. Scheinbar alle Schmerzen über das, was mir seit meiner Geburt widerfahren war, wurde mit dem salzigen Nass herausgeschwemmt. Jetzt hätte ich Lindani am liebsten die ganze Wahrheit gesagt, alles hinausgeschrien und mich von den dunklen Geheimnissen befreit, doch meine Kehle war wie zugeschnürt.

»Schon gut, alles wird gut«, wiederholte er immer wieder, aber es dauerte, bis ich mich wieder beruhigt hatte.

Lindani nahm mein Gesicht in seine Hände, trocknete mir geduldig die Tränen und sagte: »Du musst jetzt nicht mehr erzählen. Wir haben noch viel Zeit, du musst dich jetzt nicht zwingen.«

Ich vertraute Lindani. Er verstand mich und er achtete mich. Mit ihm konnte ich so sein, wie ich war, vor ihm brauchte ich mich nicht zu verstellen. Dass ich vielleicht sogar ein ausgesetztes Kind war, schien ihn nicht zu stören.

Von nun an verbrachten Lindani und ich so viel Zeit miteinander, wie es nur irgend ging. Natürlich konnte er mich nicht im St. Phils besuchen und wir mussten unsere Liebe geheim halten, aber das machte mir nichts aus. Lindani lebte noch bei seinen Eltern, die traditionelle Zulus waren. Ich hätte sie gern kennengelernt, gesehen, wie sie zusammenlebten. Eine richtige Familie …

»Wie sind deine Eltern denn so?«, fragte ich bei einem nächsten Treffen vorsichtig.

Lindani zwinkerte mir zu. »Sie würden dir gefallen. Und du würdest ihnen sicher auch gefallen, wenn …« Dann hob er hilflos die Schultern. »Sie würden es niemals dulden, dass eine meiner Schwestern sich ohne Trauschein allein mit einem Mann trifft. Da sind sie sehr streng. Ich kann dich ihnen also nicht einfach vorstellen.«

Ich nickte. Ich verstand, dass es unmöglich war, Lindanis Familie zu besuchen. Noch war es unmöglich. Und so lauschte ich gern seinen Geschichten von zu Hause und malte mir aus, wie die Familie zum Essen zusammenkam, wie die Mutter sich beschwerte, wenn Lindani wieder fortging, ohne zu sagen, wohin …

Ich konnte mit diesen neuen Geheimnissen gut leben, und meine Gefühle für Lindani wuchsen mit jedem Tag.

Da die Fahrt zur Strandpromenade weit und teuer war, ich hatte mein weniges gespartes Geld dafür ausgegeben, trafen wir uns von nun an immer an der Minibus-Haltestelle Spark's Port in Sydenham. Häufig besuchten wir Freunde von Lindani oder unternahmen etwas mit ihnen. Wenn Lindani einen Job und etwas Geld übrig hatte, gingen wir schon mal ins Kino. Ich versuchte, meine Freundschaft zu ihm möglichst vor den anderen im Heim und vor meinen Mitschülern geheim zu halten. Die Erfahrung mit Evan steckte mir noch in den Knochen, und ich befürchtete Schlimmstes, wenn Uncle Patrick hörte, dass ich mich regelmäßig und allein mit einem jungen Mann traf.

Bereits nach wenigen Wochen, die wir zusammen waren, kam es mir vor, als wäre Lindani schon immer an meiner Seite gewesen. Er brachte mich zum Lachen, tröstete mich bei Kummer und verwöhnte mich mit Komplimenten und Zärtlichkeit. Es war nur natürlich, dass wir uns auch körperlich näherkamen. Lindani war schon fast zwanzig. Ich wäre eher im Boden versunken, als ihn danach zu fragen, ob er schon Erfahrung mit Frauen hatte. Eigentlich war ich mir auch sicher. Und er gab mir eindeutige Zeichen, dass er mich begehrte. Seine Nähe suchte ich ebenfalls, aber ich hatte Angst vor dem Schmerz, der manchmal aus der Tiefe meiner Erinnerungen auftauchte. Ich versuchte mich an die Worte von Aunty Lincey zu erinnern, die die Kurse zur sexuellen Aufklärung im St. Phil's leitete. »Sex muss nicht schmerzen, wenn zwei Menschen sich lieben«, hatte sie dem Sinn nach gesagt. »Wenn eine Frau bereit ist für einen Mann, dann wird auch ihr Körper bereit sein und sich wohlfühlen können. Unter Zwang ist Sexualität etwas Schmerzhaftes und Abstoßendes, aber in der Liebe ist das etwas anderes. Es ist das natürlichste Bedürfnis zwischen einem verliebten Mann und einer verliebten Frau.«

Verliebt waren Lindani und ich, und es überraschte mich nicht, als er eine sturmfreie Bude für uns organisierte. Wir durften einen ganzen Nachmittag in der kleinen Wohnung eines Freundes verbringen – nur wir beide.

Doch mit jedem Schritt, den wir uns Muzis Wohnung näherten, steigerte sich nicht nur die Sehnsucht nach Lindanis Zärtlichkeiten, sondern auch die Angst, ihn für immer zu verlieren, wenn er erst erfuhr, dass ich HIV-positiv war.

4 Das Mädchen und der Virus

Als festgestellt wurde, dass ich den HI-Virus in meinem Körper trug, wusste ich selbst erst einmal gar nicht, was das bedeutete, schon gar nicht für mein zukünftiges Leben als junge Frau. Eine Elfjährige kann das nicht ermessen.

Ich lebte damals zwar erst seit einigen Monaten im St. Phil's, aber ich fühlte mich wohl. Kein Wunder. Mein Leben als respektiertes Mädchen, dem nicht täglich Gewalt und Erniedrigung angetan wurden, hatte mit meinem Umzug ins Kinderheim begonnen, und so erfuhr ich in St. Philomena's erstmals in meinem Leben eine unbeschwerte Kinderzeit. Natürlich war vieles neu, aber es gab nichts, das mich nachts vor Angst hochschrecken ließ oder wovor ich mich fürchtete. Ich fühlte mich gut behütet.

Das erste Mal erlebte ich zu dieser Zeit auch die Wintermonate, von Mai bis September, in Durban. Es war so kühl, dass eigentlich niemand in den Swimmingpool springen mochte, außer den freiwilligen Helfern aus Europa. Sie mussten ein völlig anderes Wärmeempfinden haben, denn sie setzen sich nach einem ausgiebigen Bad im Pool sogar noch leicht bekleidet in die winterschwache Sonne. Wir Heimkinder staunten darüber. Ob ihre blasse Haut wie eine Heizung wirkte, überlegten wir. Anders konnten wir uns das Verhalten nicht erklären. Mir selbst war es sogar in einer warmen Jacke noch zu kalt, und ich verkroch mich bei jeder Gelegenheit unter meine Bettdecke.

In dieser Zeit erwischte mich eine heftige Erkältung. Meine

Betreuer trösteten mich und meinten, eine Erkältung verschwinde genauso schnell, wie sie gekommen sei. Aber ich durfte nicht zur Schule gehen und musste den ganzen Tag im Haus bleiben. Ich bekam Hustensaft und warmen Tee gereicht, und morgens und abends wurde meine Temperatur kontrolliert. Es gefiel mir, wie sich alle um mich kümmerten und regelmäßig an mein Bett kamen. Manchmal brachte mir Aunty Vasha sogar ein Stück Kuchen. Doch statt Besserung war ich bald kaum in der Lage, mich zum Essen aufzurichten und an den Tisch zu setzen. Und als es mir nach einer Woche noch immer nicht besser ging, schüttelte Aunty Vasha, meine Temperatur messend, sorgenvoll den Kopf.

»Zinhle«, begann sie und rückte sich nervös den Haarknoten zurecht, »ich möchte mit dir zum Arzt ins Krankenhaus fahren, komm, ich helfe dir, dich anzuziehen.« Sie holte meine wärmste Hose und meinen einzigen Pullover aus dem Schrank hervor. »Vielleicht brauchst du nur andere Medikamente, damit es dir endlich wieder besser geht«, tröstete sie mich.

Auf dem Weg zum Addington Hospital hatte ich Mühe, die Augen aufzuhalten und ein Bein vor das andere zu setzen. Von dem Weg und dem Gebäude bekam ich nicht viel mit. Erst als mir eine Ärztin in den Mund schaute, den Rücken abklopfte und ein Gerät auf die Brust setzte, um nach den Tönen zu lauschen, die mein Herz von sich gab, wurde ich aufmerksamer. Die Ärztin, deren Englisch ich nicht verstand, befühlte meine Achselhöhlen, machte sich Notizen und tastete diesen Bereich noch mehrmals ab. Die Untersuchung endete mit einem schmerzhaften Stich in den Arm. Die Nadel steckte tief unter meiner Haut, und ich sah mein Blut durch eine Kanüle hindurch in eine Spritze fließen. Die junge Arzthelferin, die mir das Blut abzapfte, trug Handschuhe und lächelte mich an. Sie gab Aunty Vasha einen Saft und Tabletten mit, die ich bis zum Abklingen der Erkältung regelmäßig einnehmen sollte.

Bereits nach wenigen Tagen ging es mir besser, und als ich wieder bei Kräften war, musste ich auch wieder zur Schule.

Wochen später, ich hatte den Besuch bei der Ärztin schon fast vergessen, holte mich Aunty Vasha von der Schule ab. »Wir müssen noch einmal in die Klinik, Zinhle«, sagte sie.

»Aber warum denn, mir geht es doch wieder gut«, sagte ich verwundert.

»Die Ärztin möchte noch eine Nachuntersuchung machen, und dann erfahren wir auch das Ergebnis des Bluttests«, erklärte Aunty Vasha. »Aber jetzt erzähl mal, wie war es in der Schule?«, lenkte sie zu anderen Themen über.

Mit einem Minubus fuhren wir zum Addington Hospital.

Dort angekommen, nahmen wir einen Aufzug, und auf der Krankenstation wurden wir von einer Krankenschwester in ein Behandlungszimmer geführt. Die junge Frau fragte Aunty Vasha etwas, das ich nicht verstand, weil mein Englisch noch nicht so gut war. Aunty Vasha regte sich plötzlich derart auf, dass sich ihre Stimme fast überschlug. Jetzt hatte ich ein paar einzelne Worte verstanden, »gesetzlicher Vertreter«, »Vormund« und »vertraulich«.

Aunty Vasha hob ein paarmal hilflos die Schultern und erklärte mir schließlich in ruhigem Tonfall, sie dürfe das Ergebnis der Blutuntersuchung nicht in Empfang nehmen. Es sei eine Angelegenheit, die ausschließlich mit meinem gesetzlichen Vormund besprochen werden dürfe. Und so zogen wir unverrichteter Dinge wieder ab, und ich sah ihre besorgte Miene, als sie auf dem Heimweg wortlos neben mir im Minibus saß.

Aunty Laila, die zu diesem Zeitpunkt meine zuständige Sozialarbeiterin und mein gesetzlicher Vormund war, machte ein ähnlich betrübtes Gesicht, als sie wenige Tage später am Schultor auf mich wartete, um mich zur Klinik zu begleiten. Wenn sich Aunty Laila mit mir unterhielt, musste sie meist mehrmals wiederholen, was sie sagte, weil ich ihr Englisch kaum verstand. Sie war eine Coloured aus Kapstadt und sprach mit einem starken Akzent, der aus dem Afrikaans stammte, wie ich aber erst viel später herausfand.

Als ich in ihrer Begleitung nun abermals vor dem großen Klinikgebäude stand, betrachtete ich es genau; es ragte, lang und schmal, weit hinauf in den blauen Himmel. Es mussten Tausende Kranke darin sein. Jedes Fenster gehörte zu einem Zimmer und ich sah Unzählige davon in der gigantischen Fassade. Für einen kurzen Moment standen Aunty Laila und ich vor dem monströsen Komplex und hielten inne. Ich fühlte mich klein und hilflos, und allein hätte mir dieser Krankenturm sicher Angst gemacht. Ich griff nach Aunty Lailas Hand und spürte ihren festen Griff. Im Foyer suchte sie nach dem richtigen Fahrstuhl, und irgendwann landeten wir wieder in einem der Behandlungszimmer hoch über der Stadt. Mit Aussicht auf den Indischen Ozean. Die Sonne ließ das Wasser funkeln, und ich entdeckte einige Surfer, die mit der Brandung kämpften. Wie bunte Flecken auf dem Meer glitten sie hin und her, hüpften auf und ab.

»Verstehst du Englisch?«, wurde ich von einer Ärztin im weißen Kittel gefragt, und ich nickte schüchtern. Sie schaute fragend zu Aunty Laila, die schnell etwas zu ihr sagte, das ich nicht verstand. Die Ärztin hielt eine Menge Papiere in der Hand und rückte ihre Brille zurecht. Als sie mir unzählige Fragen auf Englisch stellte, wurde ich immer unsicherer. »Zinhle, wir haben dein Blut untersucht, das weißt du ja. Dabei haben wir auch einen HIV-Test gemacht.« Sie rückte noch einmal ihre Brille zurecht, obwohl das gar nicht nötig gewesen wäre. »Der Test ist positiv ausgefallen. Weißt du, was das bedeutet?«

Ich schüttelte den Kopf, und Aunty Laila legte einen Arm um mich.

»Du bist HIV-positiv!«, sagte die Ärztin. »Wir haben in deinem Blut den Virus nachgewiesen.«

Aunty Lailas Umarmung wurde immer fester, und als ich sie anblickte, standen ihr Tränen in den Augen. Ich wusste nicht, was ich sagen sollte. Die Ärztin und Aunty Laila sahen mich an und schienen auf eine Reaktion zu warten.

»HI-Viren können Aids auslösen.«

Aids. Ja, das Wort kannte ich. Es gab immer mal wieder Plakate an Häusern, auf denen das Wort stand. Aber bisher hatte ich mich nicht dafür interessiert. Warum auch? Obwohl … auch im St. Phil's war schon einmal darüber gesprochen worden. Aber was hatte das alles mit mir zu tun? Ich strich den Rock meiner Schuluniform glatt und blieb stumm. Was sollte ich schon sagen?

Aunty Laila erhob ihre Stimme und sprach in solchem Tempo mit der Ärztin, dass ich schon nach den ersten Wörtern den Faden verlor und schließlich gar nicht mehr hinhörte. Ich schenkte meine ganze Aufmerksamkeit dem schönen Glitzern des Meeres und beobachtete lieber das Treiben der Surfer.

Nach einer Weile ging die Ärztin aus dem Zimmer und kam mit einem isiZulu sprechenden Arzt wieder. Der Mann setzte sich mir gegenüber und wiederholte, dass mein Blut nicht in Ordnung sei und dass ich von nun an ganz besonders gut auf mich und meine Gesundheit achten müsse. Wenn ich auf Aunty Laila hören würde, dann könne ich noch viele Jahre lang ein gesundes Mädchen bleiben und ein normales Leben führen. Aunty Lailas Augen waren noch immer mit Tränen gefüllt, als sie mich prüfend ansah.

»Hast du verstanden, was der Doktor gesagt hat?«, wollte sie von mir wissen. Sie sprach zum ersten Mal betont langsam und deutlich zu mir, sodass ich auf Anhieb antworten konnte.

»Ja, das habe ich«, sagte ich und überlegte, warum wir nicht endlich nach Hause fuhren. Mir ging es gut. Ich war weder krank, noch tat mir etwas weh. Ich hatte Hunger, wollte meine Hausaufgaben machen und spielen. Ich hatte keine Ahnung, warum die Ärzte und Aunty Laila solch ein Aufheben um mein Blut machten.

Auf der Rückfahrt musste ich dann aber doch noch einmal an die Worte des Arztes denken. *HI-Virus*, *Aids*. Ich meinte, irgendwann einmal etwas über geheimnisvolle Tiere mit einem gefährlichen Virus gehört zu haben. Aber was hatten diese Tiere mit mir zu tun? Mit meinem Blut? Mit meiner Gesundheit? War eines dieser Tiere, eine dieser Bestien, dieser gefährliche Virus wirklich in mir? Ich fühlte es nicht, und ich wollte auch nicht weiter darüber nachdenken.

Einige Tage nachdem ich im Addington-Hospital das Testergebnis erfahren hatte, rief mich Aunty Laila in ihr Büro. Sie schloss die Tür hinter mir und bat mich, auf einem Stuhl für Besucher Platz zu nehmen. Sie setzte sich neben mich und begann in ruhigem Ton erneut über den Virus zu reden.

»Du musst genau wissen, was es bedeutet, dass du HIV-positiv bist.« Ihr Blick war ernst, ihre Stimme weich und sorgenvoll.

Doch ich wollte eigentlich gar nichts hören über Dinge, die ich nicht verstand und die etwas mit Krankheit und Tod zu tun hatten. Aber Aunty Laila sprach mit einer Dringlichkeit über den Virus, der in meinem Körper lebte, dass ich aufhorchen musste.

»Der Virus gehöret nun zu dir, Zinhle. Er ist stark, aber nicht stark genug für dich. Ich weiß, dass du ein tapferes Mädchen bist. Nicht wahr?« Sie wiederholte das Gesagte noch einmal ganz langsam, aber ich sah sie nur stumm und reglos an.

»Du musst darauf aufpassen, dass der Virus dich nicht besiegt. Du musst die Kontrolle haben, nicht der Virus. Nur so kannst du mit ihm leben und er wird dir nicht schaden. Hörst du?«

Ja, ich hatte diesmal jedes Wort verstanden, aber verstand ich den Sinn ihrer Mahnungen?

»Deine Aufgabe ist es, deinem Körper beim Kampf gegen

den Virus zu helfen, Zinhle. Damit du gesund bleibst. Deine Ernährung ist dabei besonders wichtig. Du sollst viel Gemüse essen und dich mit dem Essen stärken. Du bekommst von jetzt an einen Vitaminsaft, den du jeden Tag einnehmen musst.«

Aunty Laila reichte mir eine Plastikflasche mit einem farblosen Saft. Ich spürte, wie ernst es ihr war, dass ich alles ganz genau verstand.

An einem anderen Tag sprach Uncle Patrick mit mir, weil ich von nun an regelmäßig ins McCord Hospital in Sydenham musste, um mein Blut untersuchen zu lassen. Er erzählte mir, dass noch viele andere Menschen mit dem gleichen Virus infiziert seien. Und er versprach, dass ich jede erdenkliche Hilfe erhalten würde. Seine Worte beruhigten mich aber nicht, denn ich hatte das Problem, überhaupt erst erkennen zu müssen, was mein Leben mit diesem Virus und mit dieser gefährlichen Aidserkrankung zu tun hatte. Ich war noch nicht einmal zum Teenager gereift und sollte eine Krankheit in mir tragen, an der immer mehr Menschen starben. Dabei wusste ich kaum, was ich mir unter Sterben und Tod vorzustellen hatte.

Bei den Donnerstagsmessen in der Kapelle des St. Philomena's und auch in der Kirche von St. Ann's, wo wir jeden Sonntag am Gottesdienst teilnahmen, starrte ich manchmal auf den gekreuzigten Jesus. Das war mein Bild vom Tod, und manchmal machte dieser Anblick mir Angst.

In jener Zeit aber ging es mir gut, und ich spürte keinen Unterschied zwischen mir und den anderen Kindern in St. Phil's oder meinen Klassenkameraden.

Wie alle anderen Kinder im Heim war ich wenig begeistert von der gesunden Ernährung, die uns vorgesetzt wurde. So viel Obst und Gemüse war nicht nach meinem Geschmack. Wesentlich lieber aß ich Fleisch und Pap. Aber es gab kein Entkommen vor den Vitaminbomben, die ohne Unterlass auf unseren Tellern landeten. Alle mussten die Äpfel, Ananas, Bananen,

Mangos, Papajas und Maracujas essen. Viele Früchte und andere Lebensmittel hatte ich noch nie zuvor gesehen. Unsere Schulbrote waren mit magerem Fleisch und Gemüse belegt. Manchmal tauschte ich sie auf dem Schulhof gegen Schokolade ein.

Wenn ich im Fernsehen zufällig Informationen über Aids aufschnappte, dann waren sie mit Bildern von abgemagerten todgeweihten Menschen versehen. Ich schaute meist schnell weg und konnte mir nicht vorstellen, dass auch ich eines Tages so aussehen sollte. Im Hospital entdeckte ich Plakate mit Informationen zum Schutz gegen die Krankheit, und auch bei den Gruppentreffen im St. Phil's, die regelmäßig stattfanden, wurde darüber gesprochen. Bei diesen Treffen saßen jedes Mal zwanzig bis dreißig Kinder und Jugendliche mit Uncle Patrick zusammen und besprachen ein Thema, das wichtig für unsere Entwicklung sei, wie er es ausdrückte. Seltsamerweise kamen wir immer wieder auf das Thema Aids zu sprechen. Gleichgültig womit wir uns bei diesen Treffen beschäftigten, ob es um Pubertät, Glaube, kulturelle Herkunft, Gewalt oder Vertrauen ging, irgendwann kam das Gespräch immer auch auf Aids. Außerhalb vom St. Phil's hörte ich kaum etwas über die Krankheit, aber hier konnte ich der Konfrontation nicht entgehen.

Uncle Patrick wurde nie müde, uns die sogenannte ABC-Methode zu erläutern, mit der Menschen sich gegen den Virus schützen sollten und mit der die Ausbreitung der Krankheit eingedämmt werden könne. Das A stehe dabei für *abstain*, *Enthaltsamkeit* und bedeutete, sich auf keinerlei Sexualkontakte einzulassen. Ungeschützte Sexualkontakte seien die Hauptursache für die Verbreitung des HI-Virus. Enthaltsamkeit sei die sicherste Methode im Kampf gegen Aids und der einzig richtige Weg für uns Jugendliche. Sobald Uncle Patrick über das A sprach, fingen die Mädchen an zu kichern. Ich fragte mich, wer von ihnen das A bereits missachtet und sich mit Jungen eingelassen hatte. Erst wenn wir erwachsen seien, erklärte Uncle Patrick uns, und eine verantwortungsvolle Beziehung eingingen, dann war das B von größter Bedeutung. Es steht für *be faithfull*, für *Treue* zum Partner. Jeder solle nur einen einzigen festen Partner haben und müsse treu sein. Das sei ein entscheidender Schritt zur Eindämmung der Krankheit. Wieder kicherten die meisten in der Runde, und auch mir waren die Erklärungen peinlich. Sollte man Zweifel an der Treue seines Partners haben, dann könne C, das *condom* uns Schutz bieten. Wer die ABC-Methode nicht anwende, laufe Gefahr, bei D, bei *death*, dem *Tod*, zu landen.

»In Südafrika ist heute jeder fünfte Mensch mit dem Virus infiziert«, sagte Uncle Patrick einmal.

Mir war unvermittelt heiß geworden; ich hatte das Gefühl, jeder könne meinem Gesicht ansehen, dass ich die *Fünfte* sei. Aber als ich dann in die Runde schaute und heimlich abzählte, dachte ich auch, dass ich bestimmt nicht die einzige Infizierte war. Es trugen scheinbar noch andere Kinder und Jugendliche und vielleicht sogar Betreuer des St. Philomena's den Virus in sich.

Die Frage nach anderen Infizierten in meiner Umgebung beschäftigte mich von nun an so sehr, dass ich manchmal von einem Gesicht ins andere starrte und nach Merkmalen Ausschau hielt, obwohl ich genau wusste, dass auch mir die Krankheit nicht anzusehen war. Was, wenn ein Mädchen aus meinem Zimmer den Virus hatte? Ging es ihr wie mir? Aber ich traute mich nicht, danach zu fragen. Und ich selbst wurde zu meiner Erleichterung ebenfalls nicht gefragt – bis zu dem Osterausflug ans Meer nach Port Shepstone.

5 Die Freundin und der Virus

Dombie und ich teilten uns in Port Shepstone ein Zimmer mit zwei anderen Mädchen. Meine Reisetasche hatte ich neben meinem Bett stehen, und weil ich ständig nach irgendetwas darin suchte – mal fehlte mir ein Handtuch, dann war es mein Bikini oder ein Haarband – hatte ich sie offen gelassen. Als ich wieder einmal in meinen Sachen wühlte, schaute mir Dombie von ihrem Bett aus zu.

»Was ist das denn für ein Fläschchen?«, fragte sie plötzlich. Rasch warf ich ein Shirt über die Flasche mit dem Aufbaupräparat.

»Nichts.«

»Doch. Ich habe es genau gesehen. Ist es Medizin? Es sieht aus wie Medizin. Das ist doch ein spezieller Sirup, nicht wahr?«

»Was? Nein!«

»Zeig doch mal her, was du da hast.«

»Ich bin erkältet. Es ist nur ein Vitaminsaft.«

»Du brauchst mich nicht zu beschummeln. Ich weiß, was das ist.«

»Nein! Wieso? Es sind nur Vitamine.«

»Ja, aber spezielle Vitamine, die nicht jeder von uns nimmt. Sie sind nicht gegen Erkältungen, nicht gegen Kopfschmerzen und nicht gegen Asthma. Auch wenn die Sozialarbeiterinnen dir gesagt haben, du sollst anderen erzählen, es sei eine ganz normale Medizin. Ich weiß, warum du den Sirup trinken musst. Jeden Tag, ohne Ausnahme, immer.«

Ich wollte kein Wort mehr hören und rannte hinaus.

Erst am Abend, als Dombie und ich nebeneinander am Esstisch saßen, konnte ich ihr nicht mehr ausweichen.

»Du bist HIV-positiv!«, flüsterte sie in mein Ohr.

»Woher willst du das wissen?«

»Später werde ich dir etwas erzählen. Aber es bleibt unter uns. Kannst du ein Geheimnis für dich behalten?«, fragte meine Freundin, und ich nickte.

An jenem Abend bekam ich keinen Bissen hinunter und war nervös.

»Ich habe ihn auch, diesen Virus!«, sagte Dombie schließlich, als wir allein im Garten standen. »Und du hast ihn auch!«

Ich sagte nichts. Wir hatten gelernt, dass unser Status unsere Privatangelegenheit ist.

»Ich bin schon vor Jahren positiv getestet worden. Seitdem nehme ich den gleichen Sirup wie du. Mir geht es nicht schlecht. Wie ist es bei dir?«, wollte Dombie wissen.

Mir steckte ein Kloß im Hals. Bisher hatte ich kaum über meine Krankheit gesprochen, und wenn, dann nur mit Betreuern und Ärzten. Manchmal vergaß ich meinen positiven Befund sogar. Es war schließlich nur mein Status, der mich von anderen Kindern unterschied. Alles andere war doch ganz normal.

»Es fällt mir schwer zu begreifen, dass dieses Monster in unserem Blut leben soll«, sagte Dombie und schaute mich erwartungsvoll an.

Ich nickte stumm und dachte an den Virus, der angeblich mein Leben beherrschte und der mir bisher fremd geblieben war. Dombie war vierzehn Jahre alt und ich zwölf. Zwei Mädchen, die mehr gemeinsam hatten, als ich bisher gedacht hatte. War Dombie nicht auch elternlos? Was war geschehen?

»Wir müssen stark sein«, sagte sie.

»Stärker als der Virus.«

»Wir müssen unseren Sirup nehmen.«

»Und uns gesund ernähren.«

»Mir schmeckt das viele Gemüse nicht«, sagte sie und verzog angewidert das Gesicht. Wir saßen im selben Boot. Ich lachte und Dombie erwiderte es mit einem breiten Grinsen. Von jenem Tag an teilten wir unser besonderes Geheimnis. Manchmal machten wir sogar Scherze über das Monster in unserem Blut.

Nur warum wir infiziert worden waren, darüber schwiegen wir.

Immer häufiger suchte ich Dombies Nähe und sie meine. Es tat gut, eine Freundin zu haben, mit der ich über den Virus sprechen konnte. Es war etwas anderes, als mit Uncle Patrick, Aunty Vasha oder Aunty Laila oder einer Ärztin darüber zu reden. Nur Dombie konnte wirklich nachvollziehen, was in mir vorging.

Dombie vertraute mir an, dass sie keine Eltern mehr hatte. Sie waren gestorben. Aber zum Glück hatte sie mehrere Tanten und Onkel und unzählige Cousins und Cousinen. Ganz selten besuchte sie ihre Verwandten, aber die Fahrt dorthin, zu einem Dorf in einer anderen Provinz, war umständlich und teuer. Sie vermisse ihre Eltern, sagte sie, und ich konnte wieder nur zustimmend nicken. In Gedanken stellte ich mir ihre weitläufige Verwandtschaft vor und beneidete sie darum. Wie es denn sei, echte Tanten und echte Onkel zu haben, wollte ich von ihr wissen, aber Dombie schaute mich nur seltsam an und zuckte mit den Schultern.

Ich stellte es mir tröstlich vor, irgendwo in der Ferne Verwandtschaft zu haben und nicht so mutterseelenallein auf der Welt zu sein wie ich. Doch nun hatte ich eine Verbündete, Dombie, meine große Schwester.

Wenn wir bei gemeinsamen Jugendtreffen oder in anderen Kursen über HIV und Aids sprachen, warfen Dombie und ich uns verstohlen Blicke zu. Es tat gut zu wissen, nicht die Einzige zu sein. Und wir tauschten uns auch über heikle Fragen aus und stellten Vermutungen an, wenn uns etwas nicht klar war.

In einem Sommer mussten sich alle Kinder zu einem Gespräch bei Uncle Patrick versammeln. Ich wunderte mich, weil es das noch nie gegeben hatte. Mit Dombie zusammen suchte ich mir einen Sitzplatz, als Uncle Patrick auch schon zu wettern begann.

Der Direktor war eigentlich immer freundlich zu uns Kindern, aber jetzt zeigte er eine andere Seite. Er hielt uns eine lange Rede und seine Stimme war tiefer und lauter denn je, sodass ich ein mulmiges Gefühl bekam.

»Ihr seid in gewisser Weise meine Kinder«, sagte er an jenem Tag. »Ich bin vom Gesetz her für euch verantwortlich. So wie es Eltern für ihre Kinder sind. Und als Elternteil möchte ich immer das Beste für euch. Dazu gehört eine konsequente Erziehung, die euch den richtigen Weg aufzeigt und euch zu verantwortungsbewussten Erwachsenen reifen lässt. Manchmal ist diese Aufgabe nicht leicht, und manchmal muss ich streng mit euch sein und Verbote aussprechen.«

Er erklärte uns, dass alle Kinder, Jugendlichen und Erwachsenen in St. Philomena's wie Brüder und Schwestern zueinander seien. Und wie Geschwister sollten wir uns auch benehmen und miteinander umgehen. Ich verstand nicht genau, was er damit meinte und schaute fragend zu Dombie hinüber, die starr vor sich hin blickte und sich selbst durch Kniffe in ihre Seite nicht zu einer Reaktion bewegen ließ.

Uncle Patrick wurde deutlicher. Er sagte, dass Mädchen und Jungen sich nicht berühren dürften, jedenfalls nicht so wie Männer und Frauen es manchmal tun. Er sagte, Sex sei tabu für die Kinder von St. Philomena's. Sex sei nur etwas für Erwachsene, die miteinander verheiratet sind und Verantwortung tragen können. Er fragte uns, ob wir ihm und Aunty Lincey, die die Aufklärungskurse abhielt, bisher nicht zugehört hätten, und wie wir es wagen könnten, bestimmte Regeln zu überschreiten. Und weil er nicht genau wisse, wer von den Mädchen und Jungen aus der Gruppe sich nicht daran gehalten und Grenzen überschritten hatten, sprach er Verbote und Strafen für alle aus. Zunächst durften wir eine Woche lang kein Fernsehen schauen, hatten Ausgehverbot und mussten einen Aufsatz über das angemessene Verhalten von Geschwistern schreiben. Ich empfand die Strafe als ungerecht, weil ich doch nichts getan hatte.

Überhaupt wusste ich noch immer nicht genau, was passiert war.

Dombie klärte mich auf. Einige Jungen schlichen sich nachts regelmäßig auf unsere Mädchenetage, wo die älteren Mädchen schon auf sie warteten. Und während wir jüngeren längst schliefen, nahmen die Älteren die Jungen mit in ihre Zimmer.

Doch die Standpauke von Uncle Patrick zeigte nicht die gewünschte Wirkung. Weiterhin trafen sich einige der Jungen und Mädchen heimlich. Manche erzählten uns später, wie sie sich geküsst und berührt hatten. Es gab Mädchen, die nichts anderes im Kopf hatten als Jungen und die sich bereits erstaunlich gut mit verschiedenen Sexpraktiken auskannten.

Dass einige der größeren Mädchen auch bereits ihre Periode hatten, das störte sie anscheinend nicht. Darüber wusste ich Bescheid, weil wir die erste Periode eines jeden Mädchens gemeinsam mit unserer Betreuerin feierten. Zur Feier dieses Tages gab es immer eine große Torte. Einmal tauchte ein besonderer Kuchen auf. Er hatte die Form unseres afrikanischen Kontinents und trug eine lange Aufschrift: *Hard times never kill, they come and pass, always kneel and pray* – Schwere Zeiten kommen und gehen, gib niemals auf, knie nieder und bete.

Uncle Patrick und die anderen Betreuer und Mitarbeiter waren fortan besonders wachsam. Und es dauerte nicht lange und die abendlichen Besucher wurden erwischt. Nun kamen sie nicht mehr mit Ermahnungen und harmlosen Strafen davon, sondern bekamen »eine körperliche Bestrafung«, wie es offiziell genannt wurde. In St. Philomena's kam die Prügelstrafe zwar nur noch selten zur Anwendung, aber wer nicht auf Belehrungen und Drohungen hören wollte, konnte ihr nicht ausweichen. Dafür mussten die Missetäter unter den Jungen beim Direktor antreten. Er war zuständig für die schwierigen Fälle.

Ich selbst habe in St. Phil's nie auch nur den kleinsten Klaps bekommen. In der Schule meines alten Townships, in St. Wendolins, wo ich zur Grundschule gegangen war, hatte ich eine Menge Schläge einstecken müssen. Denn in der Schule war die Prügelstrafe eine weit verbreitete Erziehungsmethode gewesen. Manche Lehrer hatten einem mit einem Stock auf die Finger geschlagen, was furchtbar wehgetan hatte und die Hände so stark anschwellen ließ, dass man damit keinen Stift mehr halten konnte. Doch seit 1994, nachdem Südafrika eine neue Verfassung bekommen hatte, änderte sich das.

Seitdem »Madiba« gewählt worden war, gab es viele neue Rechte, die überall für Freude und Aufregung gesorgt hatten. Im Fernsehen und Radio war unentwegt darüber gesprochen worden. Der Clanname von Nelson Mandela war in aller Munde, sein Foto begegnete einem auf Schritt und Tritt und jeder sprach mit Hochachtung von »Madiba«.

Wir Heimkinder wurden von unseren Betreuern über die neuen Gesetze aufgeklärt, die auch uns Kindern Rechte gaben. Mir kam es zwar seltsam vor, dass Erwachsene Kinder nicht mehr schlagen durften – und es gab auch noch Ausnahmen, aber Aunty Laila ermutigte uns später sogar, es ihr zu melden, wenn uns jemand schlug. Es dauerte eine Weile, bis manche Kinder sogar so kühn waren, den Lehrern die neuen Kinderrechte geradewegs ins Gesicht zu sagen, wenn sie zu einem Schlag ausholen wollten. Sie drohten ihnen mit einer Anzeige, und ich fragte mich, woher sie den Mut dafür nahmen. In dieser Zeit beschäftigten wir uns in St. Phil's mit der sogenannten *Childrens's Bill of Rights & Responsibilities.* Die *Kinderrechte & Pflichten* waren mit lustigen Zeichnungen und einfachen Texten versehen. Darin stand:

Kinder haben das Recht, ernst genommen zu werden,
und die Pflicht, anderen ernsthaft zuzuhören.

Kinder haben ein Recht auf Gesundheitsversorgung
und die Pflicht, auf ihren Körper zu achten.

Kinder haben ein Recht, geliebt zu werden
und vor Leid geschützt zu werden und die Pflicht,
selber Liebe und Fürsorge zu zeigen.

Wenn unser Präsident Madiba Geburtstag hatte, dann wurde es am Vormittag in der Schule und am Nachmittag in St. Philomena's gefeiert. Einmal bekamen wir zur Feier dieses besonderen Tages vom Rotary Club eine übergroße Torte geschenkt. In Schönschrift war sie mit *»Happy Birthday, Madiba«* verziert, und es wurden unzählige Fotos davon gemacht. Alle Welt war stolz auf Madiba, und wir schnitten die Torte in Dutzende von Stücken, damit alle Kinder und Betreuer etwas davon abbekamen. »Madiba hat uns unseren Stolz als Afrikaner wiedergegeben«, war oft von Erwachsenen zu hören.

»Madiba löst alle Probleme«, sagte Dombie öfter. Das wollte auch ich gern glauben.

Bis zu den großen Schulferien im Jahr 1999 waren Dombie und ich selten krank. Wir fühlten uns gesund und machten Witze über das Monster in uns. Doch um die Weihnachtstage herum bekam Dombie eine heftige Erkältung. Ihr ging es gar nicht gut, und sie sollte nach ärztlichem Rat das Bett hüten. Wir anderen feierten zuerst Weihnachten und dann den Jahreswechsel, während Dombie das neue Jahrtausend vom Bett aus begrüßen musste. Immer wenn ich nach ihr sah, lag sie ganz unter ihrer Decke verkrochen und schaute nur kurz darunter hervor.

»Du musst das Monster verjagen«, sagte ich immer wieder zu ihr.

Dombie nickte jedes Mal, aber sie wirkte auf einmal schwach und mutlos. Sie war gar nicht mehr wiederzuerkennen. Ich machte mir große Sorgen. Ich schrieb meiner Mama Briefe und bat sie, dass sie käme und uns beide mit sich nähme. Aber ich wusste ja, dass mein Flehen ungehört blieb, wo hätte ich den Brief hinschicken sollen.

Dombies Zustand verbesserte sich kaum. Selbst als die Hitze im Januar und Februar immer unerträglicher wurde und wir anderen jede freie Minute im Pool verbrachten, blieb sie im Zimmer, so angeschlagen war sie. Wie gern wollte ich ihr eine Freude machen, damit sie bald wieder gesund würde.

Im McCord Hospital hatte ich gelernt, dass Unbeschwertheit die beste Therapiemethode von allen war. Aber sich Zufriedenheit und Fröhlichkeit anzueignen, war nicht einfach. Mir half es zu singen. Und so sang ich oft und laut. Mein Lachen war herzlich, und ich spürte jedes Mal, wie gut es mir tat. Das eigene Lachen konnte mich trösten. Ich lachte gegen mein Monster an, gegen mein Grübeln und gegen meine Ängste. Smiley nannten mich meine Mitschüler und die anderen Kinder in St. Phil's. Sicher wäre es niemals jemandem, der es nicht besser wusste, in den Sinn gekommen, dass ausgerechnet ich einen positiven HIV-Status hatte.

Auch für Dombie sang ich, und ich versuchte, sie wieder zum Lachen zu bringen. Aber Dombie fiel es zusehends schwerer, unbeschwert mit mir herumzualbern. Und so überlegte ich, wie ich ihr eine Freude machen könnte. Aber mir fiel nichts Passendes ein.

Als die Schule wieder begonnen hatte, fragte mich Dombie, ob ich ihr meine Ohrringe leihen würde. Sie wollte über Ostern ihre Verwandten besuchen und sich dafür hübsch machen. Uncle Patrick hatte es trotz Schulzeit erlaubt, vielleicht half es ihr, wieder richtig gesund zu werden.

Ich war stolz, dass die siebzehnjährige Dombie den Schmuck ihrer kleineren Freundin so schön fand, dass sie ihn sich ausleihen wollte. Und ich war glücklich, dass ich ihr eine Freude machen konnte.

»Nach Ostern bin ich wieder da und du bekommst sie zurück«, sagte Dombie und sie strahlte mich an wie schon lange nicht mehr.

Am Tag ihrer Abreise verabschiedeten wir uns, als würden wir uns nur für kurze Zeit trennen.

Aber Dombie kam nicht wieder.

Dombie starb.

Nach Ostern kam die Nachricht.

Dombie war tot!

Sie war bereits beerdigt worden. Ich konnte es nicht begreifen. Immer wieder stürzte ich mich auf ihr leeres Bett in meinem Zimmer und weinte. Meine Tränen wollten nicht versiegen. Das Kissen war tagelang nass, und ich fragte mich anfangs, wie ich ohne sie weiterleben sollte. Ich versuchte mir vorzustellen, dass sie nie wieder durch das Tor von St. Philomena's treten würde, nie wieder mit mir reden würde, nie wieder mit mir lachen und nie wieder mit mir weinen würde. Erst allmählich begriff ich, dass es der Virus war, der sie getötet hatte. Der Virus, der auch in meinem Körper lebte. Zum ersten Mal verstand ich, was es bedeutete, HIV-positiv zu sein. Erst jetzt begriff ich die Tragweite der Aids-Erkrankung. Mein Gott! Ein siebzehnjähriges Mädchen musste sterben. Es schnürte mir die Kehle zu. Ich selbst war gerade mal fünfzehn. Ich verkroch mich vor den anderen und wollte in meiner Trauer mit niemandem reden. Es wurde in der Kirche eine Trauerfeier abgehalten, aber ich fand keinen Trost. Meine Gebete waren voller Fragen an Gott. Wie konnte er es zulassen, dass meine Freundin starb?

Ich stürzte in einen Abgrund, in dem nichts als Verzweiflung, Einsamkeit und Ängste wüteten.

Warum lässt mich meine Schwester allein? Wo ist Dombie jetzt? Werde auch ich bald sterben? Ich will das nicht! Ich will leben! Ich bin jung und neugierig auf das, was noch kommt. Lieber Gott, was kommt denn nach dem Leben? Wohin führt uns der Tod?

Wenn es doch nur jemanden gab, der Antworten auf meine Fragen hatte. Immer wieder ging ich in die Kapelle und entzündete eine Kerze. Manchmal spendete mir Aunty Vasha Trost, manchmal kam Uncle Patrick zu mir, aber meist war es Aunty Glenda, deren Worte ich Gehör schenkte und die gemeinsam mit mir betete. Sie war eine Coloured, war weder hell, noch dunkel, und sie hatte die Figur einer beleibten Zulu-Frau, ohne eine Zulu zu sein. Aunty Glenda war erst seit zwei Jahren als Betreurin im St. Philomena's, aber mit ihr verband mich von Beginn an die große Liebe zum Singen. Aus den Tiefen ihres voluminösen Körpers ließ sie ihre Stimme ertönen, und ich konnte ihr stundenlang zuhören. Oft ermunterte sie mich zum Mitsingen. Doch gegen die Trauer um Dombie anzusingen, das kam mir wie Verrat vor. Außerdem war ich so sehr mit meiner eigenen Infizierung beschäftigt, dass die schönen Dinge kaum noch Platz in meinem Leben fanden. Ich war angefüllt mit Traurigkeit und Angst. Hatte das Monster sich bald auch in mir ausgebreitet? War der Virus stärker als ich?

Als ich jetzt – wie alle drei Monate – zum Bluttest musste, konnte ich schon Tage zuvor nicht mehr schlafen. Was würde mein CD4-Wert anzeigen? Ich sog von nun an alle Informationen über den Virus auf, ich wollte alles über ihn wissen. Und nachdem ich mir in einem Buch Abbildungen der millionenfach vergrößerten Bestie angesehen hatte, wuchs in mir auch eine Vorstellung von diesem eigentlich winzigen Erreger: ein abstoßendes Monster in Kugelform, gespickt mit tückischen Stacheln, dem die Umgebung machtlos ausgeliefert ist.

Ich lernte, dass dieser Virus seine Existenz aus dem Inneren gesunder Zellen speist. Er liebt Lymphozyten, die zu den weißen Blutkörperchen gehören und im menschlichen Körper die Aufgabe haben, Infektionen zu bekämpfen. Die Oberfläche der Lymphozyten ist mit Molekülen besetzt, die auf den HI-Virus wie ein Magnet wirken. Er wird förmlich angezogen. Die Moleküle auf den weißen Blutkörperchen bestehen aus sogenannten CD4-Proteinen. Der CD4-Wert spielt im Blut von HIV-Infizierten eine entscheidende Rolle und ist somit auch für mein Wohlergehen verantwortlich.

Dombie hatte immer gesagt, wir seien stärker als dieses Monster. Sie hatte sich getäuscht. Das Monster hatte sie besiegt.

Noch im selben Jahr, im Juli 2000, fand in Durban die Internationale Aids-Konferenz statt, und St. Philomena's gehörte zu den Tagungsorten für die Gäste aus aller Welt. Ich war zu jung, um die Themenvielfalt der Konferenz begreifen zu können. Ich sah fremdländische Menschen auf unserem Gelände, und manche von ihnen übernachteten in den Kinderhäusern. Wir waren enger zusammengerückt, um ihnen Platz zu bieten. In der Gemeinschaftsküche und den Gruppenräumen herrschte eine enorme Aufregung. Tag und Nacht klapperten Töpfe und Pfannen, und keine der Köchinnen und Helferinnen war mehr ansprechbar. Wir Kinder hatten mit der Tagung nicht viel zu tun, aber eine entscheidende Information war auch zu mir durchgesickert: In den reichen Ländern der Welt bedeutete der Ausbruch der Immunschwächekrankheit nicht das sofortige Todesurteil. Dort gab es Medikamente. Ich war vollkommen verwirrt. Gerade begann ich zu akzeptieren, dass Freud und Leid auf Erden allein von Gott kommen. Doch nun hörte ich von einer weltweiten Organisation, die gegen das Leiden der Aids-Erkrankung ankämpfte. Und dass es Menschen gab, die anscheinend weniger litten als wir in Südafrika. Meine Fragen behielt ich zu diesem Zeitpunkt noch alle für mich, nur in meinen vielen Gebeten versuchte ich, Antworten zu finden.

6 Aunty Glenda und der Weg zum Glauben

»Wie ist es für dich, wenn du betest?«, hatte mich Aunty Glenda vor einigen Jahren gefragt. Ich hatte gezögert. Sollte ich ihr wirklich sagen, was ich vom Beten hielt? Sie nickte mir aufmunternd zu, als hätte sie meine Gedanken erraten.

»Aunty Glenda, bitte sei mir nicht böse, aber ich habe keine besonderen Gefühle, wenn ich bete. Wie soll ich es erklären? Wenn wir alle gemeinsam in der Kapelle beten, dann sind meine Gedanken manchmal ganz woanders. Ich spreche die Worte der Gebete, so wie ich sie gelernt habe, aber meine Gedanken sind nicht bei der Sache. Ich denke an meine Hausaufgaben, an den kühlenden Pool, der draußen wartet, oder an einen Film, den ich am Abend gern sehen möchte. Beim Tischgebet habe ich sogar schon auf den dampfenden Pap gestarrt und konnte es kaum erwarten, den Löffel hineinzutunken.«

Während ich sprach, traute ich mich kaum, Aunty Glenda in die Augen zu schauen, weil ich wusste, dass der Glaube ihr viel bedeutete. Sie ging jeden Sonntag in die Kirche, und ihr war das Beisammensein mit der christlichen Gemeinde wichtig. Wie viele andere Gläubige trug sie beim Besuch ihrer Kirche eine besondere Kleidung und blieb über viele Stunden mit Freude im Gotteshaus. Sie verbrachte fast den gesamten Sonntag mit ihrer christlichen Gemeinde. Es war ihr mit dem Glauben ernst.

Doch Aunty Glenda machte mir keinen Vorwurf, weil ich das Beten nicht so wichtig nahm. Stattdessen hatte sie mir aufmerksam zugehört und lächelte mich jetzt wissend an. Schließlich schlug sie mir ein gemeinsames Gebet vor und faltete ihre Hände. Sie sah mir in die Augen und nickte mir abermals aufmunternd zu.

Vater unser, der Du bist im Himmel,
geheiligt werde Dein Name.
Dein Reich komme.
Dein Wille geschehe
wie im Himmel so auf Erden.
Unser tägliches Brot gib uns heute
und vergib uns unsere Schuld,
wie auch wir vergeben unsern Schuldigern.
Und führe uns nicht in Versuchung,
sondern erlöse uns von dem Bösen.
Amen.

Zum ersten Mal lauschte ich jedem einzelnen Wort. Aunty Glenda sprach laut und deutlich. Ihre Stimme war klar und hatte einen anderen Klang als üblich. Beinah wurde ihr Gebet zu einer Melodie. Ich stimmte in ihre Worte ein.

Our Father in heaven,
hallowed be your name.
Your kingdom com.
Your will be done,
on earth as in heaven.
Give us today our daily bread.
Forgive us our sins,
as we forgive those who sin against us.
Save us from the time of trial
and deliver us from evil.
Amen.

Ich atmete tief durch und wiederholte im Stillen eine der Zeilen.

Und vergib uns unsere Schuld,
wie auch wir vergeben unseren Schuldigern.

Vergeben! Dieses Wort ging mir durch Mark und Bein.

Vergeben!

Ich hörte genauer hin, und lauschte auf meine eigene Stimme. *Forgive!*

Ich betonte jeden einzelnen Buchstaben.

FORGIVE!

Wenn die Vergebung ein Teil des Vaterunser war, des Hauptgebetes der Bibel, allen Christen auf der Welt bekannt, das einzige Gebet, das Jesu selbst seinen Jüngern gelehrt hat zu beten, dann musste es besonders wichtig sein.

Lord's Prayer, das *Vaterunser*, erschien mir plötzlich in einem neuen Licht.

Was genau bedeutete Vergebung? Noch traute ich mich nicht, danach zu fragen, aber ich spürte, dass es etwas mit mir und meinem Leben zu tun hat. Mit dem Hass, den ich ganz tief in mir vergrub und der an mir nagte. Ich traute mich aber nicht, in mich hineinzuhorchen, ich konnte den Riegel vor meiner Seele noch nicht lösen.

Von diesem Tag an, an dem ich gemeinsam mit Aunty Glenda gebetet hatte, sah ich ihr öfter dabei zu. Sie schien ganz davon beseelt zu sein, und ich wünschte mir, so beten zu können wie sie. Ich versuchte sogar, sie beim Beten nachzuahmen. Und irgendwann war es plötzlich da! Das Gefühl, ein Gebet könne eine Hilfe für mich sein, eine Stütze und ein Schlüssel zum Verständnis des Lebens, meines Lebens. Von nun an gab es Momente, in denen eine unbekannte Kraft mich durchströmte. Ich betete viele Male gemeinsam mit Aunty Glenda. Es müsse kein bestimmtes Gebet sein, hatte sie mir gesagt. Ich könne die Worte frei wählen. Wenn mir partout kein Gebet einfallen wollte, dann sprach sie mir eines vor.

Eines Tages ließ sie mich allein mit meinen Gebeten. Anfangs war ich verwirrt, und ich wusste nicht, welche Worte ich wählen sollte; ich versuchte mich an Aunty Glendas Bemerkungen zu erinnern. »Gott liebt dich«, hatte sie gesagt. Im Gebet könne ich eine Verbindung aufnehmen und ins Gespräch mit unserem Herrn treten. Ich versuchte es und dankte dem Herrn. Ich dankte ihm für mein Glück, in St. Phil's leben zu dürfen. Wenig später bat ich ihn um Hilfe. Meistens redete ich mir den Kummer von der Seele und stellte ihm Fragen. Beten war zu einem festen Bestandteil meines Lebens geworden. Ob in der Gemeinschaft oder allein, nun betete ich bewusst und suchte nach der Verbindung, von der Aunty Glenda gesprochen hatte. Und immer häufiger fand ich diese Verbindung und war glücklich darüber.

Mit großer Aufregung hatte ich schließlich auch den Tag meiner Firmung erwartet. Ich war ein Teenager und wurde durch diese Zeremonie ein volles Mitglied der christlichen Gemeinde. Es war meine eigene Entscheidung, so wie es die katholische Kirche beabsichtigt hatte. Zur Taufe im frühen Kindesalter entscheiden andere für den Täufling, aber eine Firmung soll der eigene Wille sein. Ich wollte von ganzem Herzen ein vollwertiges und aktives Mitglied der Gemeinde werden. Ich hatte Andreas, einen Deutschen, der in St. Philomena's im Bürotrakt arbeitete, gefragt, ob er mein Taufpate werde.

»Zinhle, sehr gern«, antwortete er sofort.

Andreas war bei allen Kindern beliebt. Wenn er nicht am Computer saß und Zahlen in Programme tippte oder irgendwelche Schreiben verfasste, spielte er mit uns und bot Gruppentreffen an. Es machte Spaß, etwas mit ihm zu unternehmen. Seine Arbeit hatte etwas mit Geld zu tun, aber das war ihm manchmal zu langweilig, wie er sagte. Er wolle uns besser kennenlernen, hatte er mir einmal erklärt, denn dann könne er auch besser Geld für uns sammeln, was seine eigentliche Aufgabe war. Er war ein *fund-raiser*, und er müsse wissen, was uns bewege und was wir brauchen, sagte er. Immer wenn er mich sah, fragte er, wie es mir ginge und ob ich etwas auf dem Herzen habe.

Unsere Kapelle in St. Phil's war für die Firmung zu klein, denn in St. Philomena's und im Stadtteil Sydenham sollten zahlreiche Jugendliche gefirmt werden. Die Zeremonie würde deshalb in St. Ann's in der Nahbarschaft stattfinden. Kardinal Napier, der Schirmherr von St. Philomena's, sollte sie durchführen. Es wurde also eine festliche Messe vorbereitet, und Uncle Patrick bat uns Heimkinder schon Wochen zuvor um persönliche Gebete, die wir aufschreiben und bei ihm abgeben sollten. Er würde sich unsere Worte anschauen, und einige dürften ihr Gebet während der Messe laut aufsagen. Uncle Patrick wartete vergeblich auf mein Gebet, und er fragte mich schließlich, warum ich seiner Bitte nicht nachgekommen war.

»Wie soll ich es erklären? Ich würde gern ein öffentliches Gebet sprechen, besonders für unseren Kardinal. Es wird sicher kein Problem für mich sein. Aber ich kann den Text nicht schon jetzt vorbereiten«, versuchte ich ihm mein Dilemma zu erklären.

Uncle Patrick schaute mich fragend an und schien gespannt auf die Ausrede eines ungehorsamen Mädchens zu sein.

»Im Gebet spreche ich zu Gott«, sagte ich und wusste nicht, ob ich dumm oder vorlaut klang. Uncle Patrick warf mir einen aufmerksamen Blick zu, und ich suchte nach weiteren Worten. Was hatte ich nicht schon alles von Aunty Glenda gelernt? Vieles davon hatte ich erst Monate später richtig verstanden. Nun war der Moment gekommen, meine Erfahrungen in Worte zu fassen. Wenn ich es nur in meiner eigenen Sprache hätte ausdrücken könnte. In isiZulu wäre es mir leichter gefallen.

»Das Gebet ist eine persönliche Angelegenheit. Im Gebet stelle ich eine Verbindung zu Gott her. Ich spreche zu ihm, oder sogar mit ihm. Solch ein Gespräch kann ich nicht vorher planen.«

»Was passiert mit dir, wenn du betest?«

»Oft werde ich getröstet, meistens finde ich Kraft und fühle mich gestärkt. Es gibt aber auch Gebete, die mich traurig machen. Aber es ist eine schöne Traurigkeit. Eine Traurigkeit mit Gott. Ich bin dann nicht allein.«

»Zinhle, ich möchte gern, dass du in der Messe mit Kardinal Napier ein öffentliches Gebet sprichst. Die anderen Kinder haben ihre Gebete eingereicht. Wirst du es ohne zu üben und ohne Notizen schaffen? Es kommen viele Menschen. Wird es dich nicht nervös machen?«

»Ich werde mein Bestes geben.«

Die Pfarrkirche war bis auf den letzten Platz gefüllt. Alle Mädchen trugen zur Firmung weiße Kleider, die Jungen schwarze Anzüge. Dicht gedrängt saßen Familienangehörige, Betreuer und Nachbarn in ihren besten Anzügen und Kleidern auf den Bänken des Gotteshauses, während die jüngeren Kinder es sich auf dem Boden bequem gemacht hatten. Sonnenlicht strömte durch die hohen Fenster, und der Raum war von einem warmen Licht durchflutet. Nonnen hatten den Altar geschmückt und Kerzen angezündet. Uncle Patrick in der ersten Reihe sah in seiner Robe besonders feierlich aus. In der zweiten Reihe entdeckte ich Andreas, der mir zunickte. Als der Kardinal die Kirche betrat, klopfte mein Herz. Ich hatte den hochgewachsenen Mann schon oft auf Fotos gesehen. Auch in Uncle Patricks Büro hing sein Bild, gleich neben der Auszeichnung, die der Direktor von Papst Johannes Paul II. für seine erfolgreiche Arbeit in St. Philomena's bekommen hatte.

Eine rote Kappe bedeckte den Hinterkopf des Kardinals, und ein rot umrandetes Kreuz schmückte sein weißes Gewand. In seinen Brillengläsern spiegelte sich das Licht.

Als er seine Stimme erhob, klopfte mein Herz umso stärker. Ich lauschte auf jedes seiner Worte. Zunächst las er etwas aus dem Alten Testament vor, aber ich war viel zu aufgeregt, um die Bedeutung zu verstehen. Nach der Lesung aus dem Neuen Testament folgte seine Predigt, und ich hörte, wie er die Hilfe derer pries, die St. Philomena's erst möglich machten. Durch die Zuwendungen von Unterstützern aus dem In- und Ausland seien wir erst in der Lage, Gottes Güte zu erfahren. Durch sie würden wir Essen, Unterkunft und Fürsorge erfahren, die uns zu gütigen Erwachsenen reifen lasse. Der Chor stimmte *Amazing Grace* an, und alle sangen mit.

Danach bat Kardinal Napier alle Firmkanditaten nach vorn. Jedem Einzelnen von uns legte er die Hand auf und bat um die Gabe des heiligen Geistes. Danach waren einige von uns mit ihren Gebeten an der Reihe. Als ich meinen Platz neben dem Altar einnehmen sollte, fühlte ich die Anspannung, aber ich war bereit. Ich holte tief Luft und begann mein Gebet.

O Herr,
durch Dich habe ich die Kraft empfangen,
meinen Hass zu überwinden.
Du hast mich Vergebung gelehrt.
Dein ist die Kraft, die mich leben lässt.
Du zeigst mir den Weg.
Diesem Weg werde ich folgen
bis an das Ende meiner Tage.

Als ich am Ende meines Gebets aufsah, schaute ich in unzählige Augenpaare. Alle Blicke schienen auf mich gerichtet zu sein. Ich war ein junges Mädchen im Moment der Firmung, in einem festlichen weißen Kleid und mit einer kräftigen Stimme. Seit jenem Tag waren viele Freunde und Betreuer in St. Philomena's davon überzeugt, ich würde eines Tages Nonne werden. Nach der Messe nahm die Oberin Sister Mary John mich in den Arm, ich spürte ihre Kraft und Barmherzigkeit. Uncle Swiso, einer der wenigen männlichen Betreuer in St. Phil's, überreichte mir feierlich eine Bibel. Ich wusste nicht, was ich zum Dank sagen sollte. Ein solches Geschenk hatte ich nicht erwartet.

Gern denke ich an den Tag meiner Firmung zurück.

Die Donnerstagsmessen, die ich regelmäßig besuchte, mochte ich vor allem auch deshalb so gern, weil ich mit dem Kirchenchor den gesanglichen Teil des Gottesdienstes unterstützte. Mit Hingabe engagierte ich mich im Chor und verpasste keine einzige Probe in unserer Kapelle. Andreas, mein Taufpate, war ebenfalls ein begeisterter Sänger, und wir beide hatten vor allem unsere Freude an Liedern, die fleißiges Üben und Konzentration verlangten. Durch den St. Philomena's Chor wurden auch Uncle Patrick und Sister Mary John auf mein »beseeltes Singen« aufmerksam, wie sie es nannten. Meine Stimme übertönte die Stimmen der anderen Mädchen und Jungen, und manchmal konnte ich es kaum abwarten, bis ich bei unseren Donnerstagsmessen mit der Leadstimme einsetzen durfte.

Die Kapelle war mein liebster Ort. Wenn kein Gottesdienst stattfand, herrschte in dem kleinen Gotteshaus eine besondere Stille, die ich genoss; wenn ein Gottesdienst gefeiert wurde, ging es herrlich lebendig zu, wir sangen gemeinsam, und Uncle Patrick entzündete eine Kerze und sprach die Messe. Dann beobachtete ich jede seiner Gesten. Dass Uncle Patrick, obwohl er kein Schwarzer war, in gewisser Weise trotzdem mein Onkel sein konnte, hatte ich längst verstanden und akzeptiert. Alle Kinder hatten ihn gern. Wenn er seine Stimme erhob, dann füllten seine Worte den Raum vollkommen aus. Ich verstand nicht immer alles, was er sagte, und oft konnte ich mich nicht lange auf seine Worte konzentrieren, weil meine Gedanken abschweiften und mein Blick durch das Gotteshaus und zu den Nonnen und anderen Kindern und Jugendlichen wanderte.

Die Nonnen gehörten dem Orden *The Hope Community Sisters* an, und die Oberin Sister Mary John war wie Uncle Patrick bei allen beliebt.

Sobald in der Messe ein Lied angestimmt wurde, lief mir ein wohliger Schauer durch den Körper, der mich erweckte. Ich liebte es zu singen. Leider nur war mein Repertoire an Liedern begrenzt, während Aunty Glenda unendlich viele kannte.

»Gott hat dir diese Stimme gegeben. Gott hat dich zum Singen erwählt«, hatte Aunty Glenda einmal gesagt. Was sie damit wohl meinte? Aunty Glenda machte mich auf eine unerschöpfliche Quelle für immer neue Lieder aufmerksam. Durch sie lernte ich Highway-Radio, den christlichen Gospelsender, kennen. Sie zeigte mir die Frequenz, und von jenem Tag an, ich war damals ungefähr vierzehn Jahre alt, hörte ich überwiegend Gospels.

Manche Gospels schienen wie für mich gemacht.

This little light of mine gehörte dazu und öffnete mein Herz.

This little light of mine, I'm going to let it shine.

Als ich den Refrain zum ersten Mal mitsingen konnte, liefen mir Tränen über die Wangen, und Aunty Glenda drückte mich an sich. Ich versank in ihrer warmen Umarmung und schmiegte mich an sie. Aunty Glenda hatte ein großes Herz und spendete mir bereitwillig Trost und Kraft. Bei ihr schämte ich mich nie, meine Gefühle zu zeigen und meine Tränen fließen zu lassen. Bei Aunty Glenda fand ich eine Nähe, die zu einer wohltuenden Vertrautheit reifte. Aunty Glenda hatte eine Mutter, und sie hatte einen Sohn. Sie war auch selbst eine Mutter. Und irgendwann würde sie Enkel haben. Welch großen Schatz sie doch besaß!

»Was fühlst du, wenn du Gospel singst?«, wollte sie von mir wissen.

Mir fehlten die Worte, es ihr zu erklären. Aber ihre Frage beschäftigte mich, und ich dachte häufig darüber nach. Die Antworten wechselten, verwirrten mich selber, und schließlich spürte ich, dass ich meine Gefühle am ehesten durchs Singen ausdrücken konnte.

This little light of mine, I'm going to let it shine
This little light of mine, I'm going to let it shine
This little light of mine, I'm going to let it shine
Let it shine, let it shine, let it shine

Everywhere I go, I'm going to let it shine
Everywhere I go, I'm going to let it shine
Everywhere I go, I'm going to let it shine
Let it shine, let it shine, let it shine

All in my home, I'm going to let it shine
All in my home, I'm going to let it shine
All in my home, I'm going to let it shine
Let it shine, let it shine, let it shine

Jesus gave it to me and, I'm going to let it shine
Jesus gave it to me and, I'm going to let it shine
Jesus gave it to me and, I'm going to let it shine
Let it shine, let it shine, let it shine

Let it shine, let it shine, let it shine
Let it shine, let it shine, let it shine

Aunty Glenda freute sich, dass ich so leidenschaftlich Gospels sang. Doch in der Donnerstagsmesse bat sie mich immer mal wieder, *My Heart Will Go On* von Céline Dion, meiner absoluten Lieblingssängerin, zu singen. Es war über viele Jahre hinweg das Lied, das mich immer wieder zu Tränen rührte. Auch den Film Titanic habe ich mehrmals gesehen und dabei immer weinen müssen.

»Bitte noch einmal den Titanic-Song«, bat Aunty Glenda mich auch heute wieder. Ich erfüllte ihr den Wunsch diesmal besonders gern. Denn ich dachte dabei mit meinem ganzen Herzen an Lindani …

Every night in my dreams
I see you, I feel yo.
That is how I know you go on
Far across the distance
And spaces between us
You have come to show you go on

Jedes einzelne Wort dieses Liedes sprach mir aus der Seele. Ja, ich sehe dich jede Nacht in meinen Träumen, ich fühle dich.

Near, far, wherever you are
I believe that the heart does go on
Once more you open the door
And you're here in my heart
And my heart will go on and on

Love can touch us one time
And last for a lifetime
And never let go till we're gone

Love was when I loved you
One true time I hold to

In my life we'll always go on
Near, far, wherever you are
I believe that the heart does go on
Once more you open the door
And you're here in my heart
And my heart will go on and on

You're here, there's nothing I fear
And I know that my heart will go on
We'll stay forever this way
You are safe in my heart
And my heart will go on and on

7 Die Liebe und der Virus

Ich achtete dieses Mal nicht auf die heruntergekommenen Häuser in der abgelegenen Gegend von Sydenham, wo Muzi wohnte. Wir hatten ihn vor wenigen Wochen schon einmal besucht, und ich hätte mich ohne Lindani an meiner Seite in dieser Gegend sicher gefürchtet. Jetzt war ich aber viel zu aufgeregt, um mir solche Gedanken zu machen, und achtete nicht weiter darauf. Im Gegenteil.

Je näher wir unserem Ziel kamen, desto zögerlicher wurden meine Schritte, und ich wäre gern noch durch ein paar Straßen gelaufen, um etwas Zeit zu gewinnen. Lindani und ich würden zum ersten Mal ganz allein sein. Wir würden uns hemmungslos küssen können, streicheln … Wenn doch nur nicht dieses Monster in mir wäre. *Positiv. Du bist positiv*, hämmerte es in meinem Kopf. Es war, als spräche der Virus zu mir. *Ich bin in dir. Du kannst mich nicht verdrängen. Du bist für andere eine Gefahr. Du bist für Lindani eine Gefahr.*

Ich kann nicht! Wir dürfen es nicht, legte ich mir die Worte im Kopf zurecht.

Da zog mich Lindani auch schon an der Hand durch die offen stehende Tür in den Flur des Hauses, das ich erst in diesem Moment wiedererkannte. Über die Treppe gelangten wir zu der Wohnung hinauf. Mit jeder Stufe schwoll meine Angst an. Ob Lindani mich fortschicken würde, wenn ich es ihm sagte? Ob unsere Liebe dann vorbei war? Natürlich. Was sonst? Eine HIV-positive Freundin will doch keiner haben. Ich war verzweifelt. Und doch schaffte ich es, eine ganz normale Frage zu stellen, so als wäre nichts Besonderes.

»Wo ist Muzi eigentlich?«

»Ein paar Tage bei seiner Familie. Großes Familienfest.« Lindani schloss die Tür auf. »Keine Angst, wir sind wirklich ganz allein.« Er lachte.

Hm. Ich schluckte ein paarmal und überlegte, wie es jetzt weitergehen sollte. Ich brachte es nicht fertig, über den Virus zu sprechen. Lindani ließ die Tür hinter uns ins Schloss fallen und lächelte mich liebevoll an. Noch einmal suchte ich nach passenden Worten, bloß nichts Dramtisches. *Äh – übrigens, hast du ein Kondom dabei? – T'schuldige, ich muss dir noch etwas sagen … – Du, ich kann nicht einfach mit dir schlafen – Lindani, ich bin …* Nein, nein, nein! Ich brachte es nicht über meine Lippen. Ich versuchte ebenfalls zu lächeln.

Lindani gab mir einen zärtlichen Kuss, der mich nur noch verwirrter zurückließ.

Plötzlich musste ich an die ABC-Methode denken. Das A. Enthaltsamkeit! Aber ich war eine junge Frau und mein Freund ein erwachsener junger Mann. Wie sollten wir enthaltsam sein, war es nicht das Natürlichste auf der Welt, dass wir uns voneinander angezogen fühlten, dass wir uns ganz nah sein wollten. Schließlich taten *das* doch alle verliebten jungen Paare. War es nicht auch wichtig, sexuelle Erfahrungen zu machen. Wie fand man denn sonst heraus, ob man auch wirklich ganz und gar zueinander passte.

Lindanis Hand schob sich zärtlich unter mein T-Shirt.

B – *be faithfull*, Treue! Treu wollte ich gern sein. Aber wie sollte ich darüber mit Lindani sprechen.

C – die Verhütung, ein Kondom, darum kam ich wegen meiner Infizierung nicht herum. Ich liebte Lindani und wollte ihn nicht mit dem Virus anstecken. Aber bevor ich etwas sagen konnte, küsste er mich leidenschaftlich und zog mich zur Couch hinüber.

Ich schaffte es nicht, ich brachte kein einziges Wort über meine Lippen. Stattdessen fand ich es völlig natürlich, dass ich mit Lindani hier war, dass ich mich von ihm streicheln ließ. Und ich war auch erleichtert, dass ich überhaupt so empfand. Denn ich hatte bis jetzt nicht gewusst, ob ich überhaupt jemals in der Lage sein würde, einen Mann zu lieben. Seinen Körper zu lieben.

Langsam zogen wir uns gegenseitig aus, und ich genoss es, Lindanis Haut zu spüren und ganz von seinem Duft umgeben zu sein. Ich wollte mich am liebsten nur fallen lassen und alles andere vergessen. Aber durfte ich es mir so einfach machen?

Lindani schien meine Unruhe zu spüren und blickte mich liebevoll an, also wolle er fragen: *Bist du wirkliche bereit?*

Ich lächelte hilflos.

Lindanis Mundwinkel schossen nach oben und er suchte nach seiner Kleidung auf dem Boden. Dann hielt er ein Kondom in die Höhe.

Puh! *Oh, Lindani. Ich bin so froh, dass du dich kümmerst, dass du mir diese unangenehme Sache abnimmst.* Ich musste vor Erleichterung über das C so hörbar ausgeatmet haben, dass Lindani fragte: »Hey, alles in Ordnung?«

Ich beantwortete seine Frage mit einem langen Kuss.

In allerletzter Minute hatte mich Lindani zum Minibus gebracht, der mich rechtzeitig zum Abendessen zum St. Phil's fuhr. An die Fahrt kann ich mich nicht mehr erinnern, nur dass ich glücklich war – so glücklich wie ein ganz normales Mädchen, das sich zum ersten Mal so richtig verliebt hatte, das wiedergeliebt wurde und am liebsten für immer mit seinem Freund zusammenbleiben wollte.

Wie gern hätte ich Dombie davon erzählt. Nur ihr hätte ich

anvertrauen können, was sonst kein Mensch wissen durfte. Sie hätte sich mit mir gefreut. Und wir hätten kichernd zusammengesessen und keinen an unseren Geheimnissen teilhaben lassen. Beste Freundinnen, Schwestern … Doch ich war allein, allein mit meinem Glück. So spät am Abend konnte ich Lindani nicht mehr anrufen, ich musste bis zum nächsten Tag warten.

Weil ich nicht einschlafen konnte, schrieb ich seit langem mal wieder einen Brief an meine Mutter.

Meine liebe Mami!
Ich habe einen Freund, er heißt Lindani. Er liebt mich. Und ich liebe ihn. Ich würde ihn dir so gern vorstellen und mein Glück mit dir teilen. Aber ich weiß nicht, wo du bist. Ich wünsche mir sehnlichst, dich zu finden.

Deine Gugu

Als ich den Brief zu den anderen gefalteten Briefen unter der Wäsche in meinen Schrank legte, überkam mich eine große Traurigkeit. Das Glück und das Unglück lagen unter den bunten Stoffen dicht beieinander. Ein Stapel beschriebenes Papier, der vermutlich niemals seinen Adressaten finden würde. Die weißen Blätter hatten sich jedes Mal rasch mit Worten gefüllt, die von mir und meinem Leben erzählten. Alles sollte meine Mutter erfahren, sie sollte von meinen Ängsten, meinem Kummer, meinen Wünschen und von meinem Glück erfahren.

Lindani wurde zum wichtigsten Menschen in meinem Leben. Ich brauchte mich vor ihm nicht zu verstellen, ließ ihn meine Launen spüren, nahm keine Rücksicht, wenn ich wütend oder traurig war, sondern ließ ihn teilhaben an den Gefühlen, die mich bewegten. Nur über meinen positiven Status sprachen wir nicht. Ich hatte zu große Angst, dass er mich verlassen würde. Ich wollte erst sicher sein, dass unsere Partnerschaft nichts, aber auch gar nichts erschüttern konnte. Und ohne dass ich ein Wort über Kondome verlieren musste, schützte er sich. Es schien selbstverständlich für ihn zu sein.

Wenn wir uns an manchen Tagen nicht treffen konnten, dann telefonierten wir stundenlang miteinander. Von Lindani ließ ich mir alles sagen, ich wusste, dass er es mit mir gut meinte. Er kritisierte mich auch für die Schimpfworte, die ich schnell mal benutzte.

»Ich liebe dein Temperament, aber bitte sprich wie eine Lady! Das steht dir viel besser«, sagte er manches Mal zu mir. »Rufe mich an, wenn du wütend bist. Ich kann es ertragen. So verschonst du andere damit.«

Lindani ließ mich fluchen, weinen und lachen, und er schien nie genug von mir zu haben.

»War es das?«, fragte er nach einem meiner launischen Ausbrüche, und ich fiel ihm lachend um den Hals. Er war viel mehr als ein Freund für mich. Manchmal wusste ich nicht, was mir wichtiger war, unsere Partnerschaft oder unsere Freundschaft. Ich hatte das Gefühl, mich in einen Bruder verliebt zu haben. Manchmal überlegte ich auch, ob er der Mann meines Lebens sei. Ob wir bis an das Ende unserer Tage zusammen sein würden. Aber Lindani sprach nicht über solche Dinge, und ich fühlte mich unerfahren und hilflos, wenn es um die traditionellen Riten einer Liebesbeziehung ging. Wem sollte ich Lindani vorstellen? Wer sollte sein Einverständnis für unsere Rendezvous geben? Mit wem konnte über einen Brautpreis verhandelt werden, so wie es die Tradition vorschrieb? Wieder einmal fühlte ich mich entwurzelt und mutterseelenallein. Ob ich Tante Phindile fragen sollte? Ob ich ihr Lindani vorstellen sollte? Viel zu lange hatte ich sie nicht mehr besucht. Aber sie würde sich sicher freuen … Doch Lindani machte keinerlei Bemerkungen über eine Absegnung unseres Zusammenseins. Er schien mit mir in jeden neuen Tag hinein zu leben, ohne dabei an die Zukunft zu denken. Ich war verunsichert, und gleichzeitig konnte ich es kaum erwarten, wieder und wieder in seinen Armen zu liegen, auch ohne Zukunftspläne, ohne Versprechen, ohne Gewissheit.

Dass unsere Beziehung nicht für immer geheim bleiben würde, damit hätte ich eigentlich rechnen müssen. So oft, wie ich allein etwas unternahm, an Nachmittagen das Heim verließ mit der unglaubwürdigen Ausrede, einen Spaziergang machen zu wollen, das musste auffallen.

Eines Abends sprach mich Aunty Glenda an. Wir standen in der Küche und spülten das Geschirr vom Essen. Aus dem Aufenthaltsraum hörten wir den Fernseher laufen. Ich beeilte mich mit dem Küchendienst, um der Vorabendserie nicht nur akustisch folgen zu können.

»Stimmt es, dass du einen Freund hast?«, fragte Aunty Glenda mich so unverhofft, dass mir beinah ein Teller aus der Hand fiel. Mein erschrockener Blick wird ihr sofort die gewünschte Antwort geliefert haben. Blitzschnell schaute ich ins Spülbecken und wollte Zeit gewinnen. Was sollte ich sagen? Je länger ich schwieg, desto unsinniger wurde jedes Leugnen. Ich wusste genau, was Aunty über dieses Thema dachte. In ihren Augen war ich zu jung für einen Freund. Ich schämte mich vor ihr.

»Schau mich bitte an!«

»Wieso? Ich meine, wer sagt das? Woher?«

»Es stimmt also. Ist er nett zu dir?«

Ich nickte und schöpfte Mut.

»Meine Kleine, du bist noch zu jung für einen Freund. Du gehst noch zur Schule. Und außerdem musst du daran denken, dass du –«

»Ich weiß«, unterbrach ich sie. »Niemand muss sich Sorgen machen.«

»Das sagst du so einfach! Wir sind verantwortlich für dich.

Uncle Patrick, dein Vormund Aunty Laila und ich als deine Erzieherin. Du kennst unsere Einstellung und unsere Prinzipien. Und außerdem dürfen Zulu-Mädchen in deinem Alter ohnehin keinen Freund haben.«

Bei diesen Worten wurde mir übel. Aunty Glenda hatte recht. Ich sollte die Traditionen respektieren. So hatte ich es früher schon von Aunty Phindile immer wieder gehört. Und was würde meine Mutter denken, wenn sie wüsste, dass ihre kleine Gugu einen Freund hat? Als Schülerin? Jeden Morgen verließ ich mit meiner Schuluniform das Haus. Das grüne Kleid, die helle Bluse und die weißen Söckchen in den geschlossenen Schuhen zeigten deutlich, dass ich noch nicht erwachsen war. Plötzlich fühlte ich mich schlecht. Gleichzeitig musste ich an Lindani denken und konnte ein Lächeln nicht unterdrücken. Er tat mir so gut. Ich hätte fast alles getan, um mit ihm zusammen zu sein. Er war der Einzige, der mich verstand, der mich in den Arm nahm und mir Trost schenkte. An seiner Seite fühlte ich mich stark, geliebt und schön. Seine Küsse durchströmten mich mit einer Wärme, die ich nie zuvor gespürt hatte. Andere Mädchen in meinem Alter hatten doch auch schon Freunde. Manche waren sogar deutlich jünger als ich und bereits schwanger. Die Regeln von St. Phil's waren streng. Es war ausgeschlossen, Lindani hierher einzuladen und ihn Aunty Glenda vorzustellen. Dabei hätte sie dann selbst sehen können, dass er ein guter Junge war.

»Was gibt es da zu schmunzeln?«, fragte Aunty Glenda.

»Ich schmunzle gar nicht. Es ist nur so, dass ich kein kleines Mädchen mehr bin. Ich weiß, was ich mache.«

»So? Das glaube ich nicht. In deiner Lage ist es doppelt schwer, Vertrauen zu gewinnen und Vertrauen zu schenken. Ich will nicht, dass du unglücklich wirst und dass du etwas tust, das du später bereust. Außerdem trägst du Verantwortung. Mehr Verantwortung als andere Mädchen. Du weißt, was ich meine.«

»Ja, das weiß ich.«

»Ich möchte, dass du es dir noch einmal überlegst. Es wäre besser, wenn du wartest, bevor du dich mit einem Jungen triffst. Du solltest zunächst deine Schule beenden.«

»Das dauert doch noch ewig«, widersprach ich.

»Zinhle, mit Gottes Hilfe wirst du den richtigen Weg finden. Halte dich an das, was du in St. Philomena's gelernt hast. Und wenn der junge Mann so nett ist, wie du glaubst, dann wird er dich verstehen und auf dich warten.«

Ich lag an diesem Abend noch lange wach und dachte über Aunty Glendas Worte nach. Natürlich hatte sie mit Vielem recht, aber ich fühlte mich zum ersten Mal in meinem Leben so geliebt, wie ich war, Lindani war mein großes Glück, ich wollte ihn nicht verlieren. Ich musste in der nächsten Zeit noch besser aufpassen und Aunty Glenda das Gefühl geben, dass ich ihre Worte ernst nahm. Lindani erzählte ich nichts von dem Gespräch, wer weiß, vielleicht hätte er Schluss gemacht, nur weil er nicht wollte, dass ich noch länger unsere Tradition brach. Auch er war schließlich sehr traditionell erzogen.

Lindani hatte keine Ahnung von meinen Sorgen und schaffte es dennoch, mich aus den selbstanklagenden Gedanken herauszureißen.

»Hast du Lust, meine Schwestern kennenzulernen?«, fragte er eines Abends am Telefon.

»Deine Schwestern? Jabulile und Khanya? Klar habe ich Lust.« Ich hätte am liebsten laut in den Hörer gerufen: *Ich hab Lust, deine ganze Familie kennenzulernen. Ich möchte sie alle umarmen. Und ich möchte immer mit dir zusammen sein.*

Wir verabredeten uns für den nächsten Mittag an unserer Minibus-Haltestelle.

Ich fand in der ganzen Nacht kaum Ruhe. Endlich lernte ich jemanden aus Lindanis Familie kennen. Ich war gespannt und in großer Vorfreude. Wie oft hatte ich Lindani Löcher in den Bauch gefragt: »Wie ist es, Schwestern zu haben? Sehen deine Schwestern dir ähnlich? Welche ist wie du? Welche Gemeinsamkeiten habt ihr? …«

Ich verstand mich mit Jabulile und Khanya auf Anhieb. Jabulile war drei Jahre, Khanya nur wenige Monate älter als ich. Die beiden hatten die gleichen schönen Augen wie Lindani. Khanya, die nur wenig größer als ich und etwas pummliger war, hatte ein quirliges Wesen und lachte gern. Jabulile hingegen war grazil und eher zurückhaltend, sicherlich kam sie wie Lindani mehr auf die Mutter. Wie oft hatte ich Lindanis Erzählungen von seiner Familie gelauscht … Jetzt standen seine Schwestern leibhaftig vor mir, und wir umarmten uns herzlich.

Es blieb nicht das einzige Mal, dass wir gemeinsam etwas unternahmen.

Immer wieder fragte ich mich, ob ich bald schon auch seine Eltern kennenlernen würde. Ob Lindani es ganz ernst mit mir meinte und an eine gemeinsame Zukunft dachte?

Es sollte anders kommen.

Lindani erkrankte. Ich rief ihn jeden Tag an, aber er war seltsam wortkarg. So kannte ich ihn gar nicht.

Ich hatte das Gefühl, dass er sich von mir zurückzog.

»Lindani, was ist los? Was hast du denn?«

»Ach, Smiley, mir geht es nicht gut. Ich bin schrecklich müde …«

»Hey, soll ich dich besuchen kommen? Ich kann doch einfach vorgeben, ich wäre eine Freundin von Khanya. Lindani, ich vermisse dich so.«

»Smiley, nein, das kann ich meinen Eltern nicht antun. Sie würden es merken. Versprich mir, dass du nicht herkommst!«

Ich versprach es leise.

»Lass mich gesund werden, dann sehen wir weiter.«

Wenn ich ihn in Wut und Verzweiflung fragte, warum er sich nicht genau so nach mir sehnte wie ich nach ihm, dann sagte er nur, er brauche absolute Ruhe.

Ich schimpfte und weinte, machte ihm Vorwürfe, fragte, ob er mich nicht mehr liebe, aber er schob alles auf seinen geschwächten Körper. Ich wusste bald nicht mehr ein noch aus, die Telefonate wurden immer kürzer und Lindanis Stimme schwächer.

»Meine Familie kümmert sich um mich, du musst dir keine Sorgen machen, Zinhle«, sagte er jedes Mal, um mich zu beruhigen.

Aber ich war nicht ruhig.

»Ich möchte an deinem Bett sitzen. Ich möchte deine Hand halten. Dir eine stärkende Suppe kochen. Ich möchte dir liebe Worte ins Ohr flüstern und dich zum Lachen bringen. Ich möchte dich gesund machen –« Meine Tränen erstickten meine Stimme.

»Kleine Zinhle, nicht weinen. Wir treffen uns schon bald wieder. Ich werde bald wieder auf den Beinen sein.«

Das waren die letzten Worte, die wir miteinander gewechselt haben. Er ging danach nie wieder ans Telefon.

Immer wenn ich seine Nummer wählte und vergeblich auf seine Antwort wartete, geriet ich in größere Verzweiflung. Was hatte ich getan, dass er nicht mit mir sprechen wollte? Warum wies er mich ab? Oder schaffte er es nicht mehr aufzustehen? Konnte er das Telefon nicht ohne Hilfe halten? Seine Stimme nicht mehr zu Gehör bringen?

Es folgte eine grausame Zeit des Wartens, der Ungewissheit. Ich weiß nicht, wie ich es ausgehalten habe. Welche Krankheit war das, die einen jungen starken Mann derart schwächte? Ich wagte nicht, Vermutungen anzustellen. Ich versuchte nur zu hoffen, ich betete für ihn und ich schickte ihm in Gedanken all meine Liebe.

Mehrmals stand in an der Bushaltestelle, um zu ihm zu fahren. Jedes Mal kehrte ich unglücklich wieder um. Ich wusste, dass Lindani es mir niemals verzeihen würde, wenn ich mein Wort brach.

Lindani, bitte, bitte melde dich endlich wieder.

Lass das nur einen bösen Traum sein, der vergeht.

Der Zufall ließ mich eines Nachmittags in einem Supermarkt auf Jabulile und Khanya treffen.

Ich stürzte mich förmlich auf sie.

»Was – was ist mit Lindani?«, frage ich, ohne sie zu begrüßen. »Ihr müsst es mir sagen, ich mache mir schreckliche Sorgen.«

Khanya standen augenblicklich Tränen in den Augen, aber Jabulile erklärte gefasst: »Lindani hat starke Schmerzen. Vor allem in den Füßen. Er kann nicht mehr aus dem Bett aufstehen.«

Mich durchfuhr es wie ein Blitz, und vor Angst um ihn klapperten meine Zähne. Mit zittriger Stimme wollte ich mehr über meinen Freund erfahren. »War Lindani beim Arzt?«

Jabulile legte tröstend ihre Hand auf meine Schulter, obwohl auch ihr die Sorge um den Bruder ins Gesicht geschrieben stand.

»Natürlich war er beim Arzt. Aber der hat nichts gefunden!«

»Nichts gefunden? Was soll das heißen?«

»Lindani hat keine bestimmte Krankheit. Wir«, sie stockte für einen Moment, »wir waren sogar bei einer Isangoma.«

Ich sah Jabulile an und nickte ihr zu, weil ich wissen wollte, welche Diagnose die Wunderheilerin gestellt hatte. Aber Jabulile schüttelte nur traurig den Kopf.

»Was ist mit ihm? Nun sagt es schon!«

»Er – er ist verhext«, sagte sie so leise, dass ich es fast nicht verstanden hätte. »Die Medizin der Ärzte wird ihm nicht helfen.«

Mir wurde übel. Das war die schlechteste Nachricht, die ich mir vorstellen konnte. Wenn Lindani tatsächlich verhext war, und von solchen Fällen hörte man immer mal wieder, dann konnte ihm nur noch ein Wunder helfen. Verzweifelt ließ ich die beiden Schwestern einfach stehen und rannte kopflos davon.

Die Nachricht von Lindanis Tod erhielt ich per SMS von Jabulile. Bis zum Tag seiner Beerdigung hatte ich alle meine Tränen geweint und Hunderte von Gospels gehört. Ich hatte kein einziges Wort gesprochen, mein Mund war wie zugeschnürt, in meinem Hals steckte ein Kloß, und mein Magen fühlte sich an wie ein schwerer Stein. Ich hörte von morgens bis abends Gospels, und nur wenn ein besonders trauriges Lied gespielt wurde, sang ich eine Strophe mit. Wie eine Fremde nahm ich an Lindanis Beerdigung teil. Und wie eine Fremde ging ich durchs Leben. Meine beste Freundin und mein bester Freund waren gestorben.

8 Wer bin ich?

Ich hätte ihnen mein ganzes Herz geschenkt – ich habe sie verloren. Meine Mutter, die mich zur Welt brachte; Dombie, die wie eine Schwester für mich war; Lindani, dem ich mehr als jedem anderen Menschen vertraut, den ich über alles geliebt habe.

Ich war wie allein auf der Welt. Inmitten der Menschen, die um mich herum waren, meine Zimmerkameradinnen, die Betreuer, meine Mitschüler und Lehrer, war ich völlig einsam. Doch ich war noch zu jung, um darüber lebensmüde zu werden. Ich spürte, dass ich dagegen ankämpfen musste. Schon mehrere Male hatte ich es geschafft, mich aus einem tiefen Loch herauszuziehen. Hatte Trost und neue Lebensfreude im Singen, Lachen und Beten gesucht. Daraus schöpfte ich Lebenskraft.

Ich erfüllte meinen eigenen Auftrag so gut wie möglich. Smiley! Ein fröhlicher Teenager. Ich lächelte meine Klassenkameraden, Lehrer, Betreuer, Mitbewohner und Freunde an, und die Spiegelung meines Lächelns in ihren Gesichtern beschenkte mich mit Kraft, die ich mehr denn je brauchte. Selbst die Lehrer nannten mich Smiley und wunderten sich, dass ich trotz des vielen Lernens, das Abschlussjahr näherte sich, weder schlechte Laune noch Murren zeigte. Doch hinter meinem Lächeln verbarg sich die Trauer um meine verstorbenen Freunde und die tiefe Sehnsucht nach meiner Mutter und einer richtigen Familie. Gleichzeitig wollte ich leben, lachen, singen und tanzen. Solange ich lächelte, stellte mir niemand unbequeme Fragen.

Solange ich strahlte, musste sich niemand sorgen. Solange ich sang, konnte ich Kraft tanken. In jener Zeit verbargen sich hinter meinem Lächeln zahllose unbeantwortete Fragen. Und alle begannen mit demselben Wort: *Warum? Warum? Warum?*

Mit Beginn des Abschlussjahres konnte ich mich kaum mehr auf den Schulunterricht konzentrieren. Ich zog mit einigen anderen Jugendlichen in eine Art Zweigstelle von St. Phil's, in ein normales Wohnhaus im selben Stadtteil, um. Auch dabei war ich nicht richtig bei der Sache. Die anderen suchten sich ihr Schlafzimmer aus, ich nahm das, das übrig blieb. Die gemeinsame Küche, das Wohnzimmer, das kleine Bad sowie den Garten und Minibalkon durchwanderte ich mit den anderen wie vor Glück strahlend, aber in Gedanken war ich woanders. Das Leben außerhalb des *Hauses für Kinder* sollte uns ein Gefühl von Normalität vermitteln und war gleichzeitig die letzte Station vor dem Schritt zum Erwachsensein ohne Betreuer und Sozialarbeiter. Spätestens nach dem Schulabschluss mussten wir St. Phil's endgültig verlassen. Das neue Haus gefiel mir, aber ich zögerte, mich wohlzufühlen, denn ich musste ja doch in absehbarer Zeit wieder gehen. Warum sich an etwas binden, das ich doch verlieren werde … So dachte ich jetzt häufiger.

Wie konnte ich glücklich in St. Philomena's sein, wenn der Tag des Abschieds bereits feststand und alle Welt wusste, dass ich eines Tages *entlassen* wurde. Die Frist meines Auszuges belastete mich schon lange Jahre und immer stärker, je näher dieser Tag rückte. Aus einer Familie, aus einem normalen Leben wurde man doch auch nicht *entlassen*, stellte ich mir immer vor.

Zum Glück war Aunty Glenda fast immer bei uns. Wir kochten gemeinsam, schauten fern, besprachen unsere Freuden und unsere Sorgen miteinander. Sie verbrachte auch die meisten Nächte bei uns. Ihre eigenen Kinder waren schon groß, und so besuchte sie sie nur an den Wochenenden. Wenn Aunty Glenda nicht gewesen wäre, dann hätte ich das Jahr 2003 und die vielen Prüfungen nicht überstanden. Ihre mütterliche Art ließ mich oft vergessen, dass auch sie nur eine Angestellte von St. Philomena's war – eine Kinder- und Jugendbetreuerin – und nicht meine wirkliche Tante.

Es waren die Fragen nach meiner Herkunft, die mich immer heftiger bedrängten und mir keine Ruhe ließen. Ich konnte an nichts anderes mehr denken, und selbst die Proben für den Kirchenchor verpasste ich. Schon die überaus einfache und völlig normale Frage, wer mich am Ende des Jahres zum Abschlussball begleitete, warf mich aus der Bahn. Die Vorfreude auf eine durchtanzte Nacht konnte mich nicht von meinen düsteren Gedanken abbringen. Dabei sah ich mich bereits in einem wunderschönen Ballkleid, und tatsächlich sparte ich dafür. Das Kleid sollte leuchtend rot sein, so stellte ich es mir vor. Zugleich belastete mich, dass viele Mitschüler ihre Eltern, Großeltern oder Tanten und Onkel zur Abschlussfeier mitbringen würden. Bei mir konnte es nur Aunty Glenda sein. Warum nicht meine Mutter, ging es mir immer wieder durch den Kopf? Wo waren meine leiblichen Angehörigen? Woher stammte ich? Wer war ich? Aunty Glenda ertappte mich immer wieder dabei, wie ich schluchzend unter meiner Decke lag. Sanft legte sie eine Hand auf meinen Rücken, und wenn ich mich endlich umdrehte und in ihr Gesicht schaute, dann sah ich die Sorgenfalten auf ihrer Stirn.

»Zinhle, meine Kleine, was ist mit dir?«

»Wer bin ich?«

Es ist kein richtiges Leben ohne familiäre Wurzeln.

Und ohne Zukunft! Wie lange werde ich noch leben? Wer wird mich beerdigen? Wer wird an meinem Grab stehen? Wer wird um mich weinen? Wohin geht meine Reise?

Meine besten Freunde waren gestorben. Aber Dombie und Lindani hatten zumindest Verwandte gehabt, die sich um sie sorgten, die an sie dachten, die etwas von ihnen bewahrten.

Woher komme ich? Wer sind meine Vorfahren? Wer bin ich? Ich fühlte mich unendlich einsam.

In den Nächten wollten meine Tränen kein Ende nehmen.

Nur am Tage war ich Smiley.

»Weine nicht, meine Kleine«, hatte Aunty Glenda häufig zu mir gesagt, und ich heulte nur noch mehr.

»Ich will nicht mehr.«

»Das darfst du nicht sagen.«

»Doch! Was ist das schon für ein Leben?«

Immer öfter gelang es mir nicht mehr, Smiley zu sein. Ich saß am Tag plötzlich versunken da, und die Schatten der Nacht fielen über mich herein. Beinahe jede Nacht schreckte ich mehrmals aus dem Schlaf hoch. Es stieg etwas aus meinem tiefsten Inneren auf, das ich nicht ertrug. Es kehrten die bedrohlichen Albträume wieder, die mich schon früher mit Todesangst erfüllten. Ich hatte die Bilder verdrängt, hatte ihm mithilfe der Gebete vergeben, aber jetzt war es wieder da: Das Gesicht von Sipho, meinem Stiefbruder, meinem Vergewaltiger, daneben das blitzende Messer.

Mama, liebe Mama,
warum warst du nicht bei mir und hast mich beschützt?
Warum hast du mich alleingelassen? Warum weiß ich nicht,
wer du bist? Antworte mir doch. Ich wünschte, ich könnte
die dunklen Schatten aus meinem Leben verbannen. Ich bin
so schrecklich allein. Mama, wo bist du?

Deine verzweifelte Tochter

Nach Mitternacht schreckte ich wieder einmal panisch aus dem Schlaf hoch. Mein Herz hämmerte in unheilvollem Takt. Ich ertrug es nicht mehr, die vielen Fragen und das Schweigen um mich herum, die wiederkehrenden Erinnerungen an die Nächte voller Qualen. Und alle, die ich so sehr liebte, hatten mich verlassen. Ich schlich mich aus dem Bett, ging ins Treppenhaus und stieg die Stufen bis in die obere Etage hinauf. Meine Tränen liefen in heißen Strömen über meine Wangen. Die Verzweiflung hatte mich vollkommen gefangen. Ich öffnete die Tür zu einem kleinen Balkon, der als Abstellplatz benutzt wurde und stieg über eine Kiste. Zart leuchtete die Mondsichel am Himmel, fast nur ein Hauch von einem Streifen war zu sehen. Ich setzte mich auf die Brüstung. Ich schluchzte, und die Welt vor meinen Augen verschwamm hinter einem Schleier aus Tränen. Irgendwann hörte ich Schritte und schweres Atmen.

Ich war bereit für den Absprung, als Aunty Glenda, um Luft ringend, die oberste Etage erreicht hatte und durch die Balkontür trat. Ihr Schrei ging mir durch Mark und Bein.

»Zinhle! Tu es nicht! Gott liebt dich. Versündige dich nicht! Um Gottes willen! Zinhle!«

»Wenn es keine Sünde wäre …«, schluchzte ich und warf mich in ihre Arme.

Aunty Glenda ließ mich kaum noch aus den Augen. Einige Tage später nahm sie mich mit ins Büro von Aunty Cathy in der Hauptstelle von St. Philomena's. Aunty Cathy war Sozialarbeiterin und Therapeutin. Eine Zulu wie ich, und sie hatte schon vielen Kindern und Jugendlichen geholfen. Sie war zwar nicht mein Vormund, aber Aunty Glenda hatte sich sicher etwas dabei gedacht, mich zu ihr zu führen.

»Ich will meine Mama finden«, sagte ich ihr direkt ins Gesicht, nachdem ich merkte, dass Aunty Glenda ihr sogar von meiner Verzweiflungstat auf dem Balkon erzählt hatte. Ich schämte mich dafür. Wie oft hatte ich in letzter Zeit über das Ende meines Lebens nachgedacht, wie oft schon überlegt, ob ich meine Mutter vielleicht in einer anderen Welt wiedertreffe. Und auch Dombie! Und Lindani! Warum nicht schon jetzt?

Warum erst in einigen Jahren, wenn die Krankheit mir ohnehin das Lebenslicht raubt? Doch im Angesicht von Aunty Cathy überwog die Scham! Wie hatte ich überhaupt daran denken können? Nur Gott nimmt das Leben! Es wäre eine Sünde gewesen. Hatte Gott mir nicht genug Kraft gegeben? Hatte ich etwa daran gezweifelt, dass auch die Schmerzen und das Leiden gottgewollt sind? Eine Prüfung für meinen Glauben? Wie oft hatte ich mich nicht schon selbst auf die Probe gestellt und mein Vertrauen in Gott geprüft. Bisher war noch jeder Zweifel von mir gewichen. Er war der Schöpfer und ich eines seiner Geschöpfe. Hatte meine Stimme nicht schon viele Menschen erfreut? Hatten meine Lieder ihn nicht Lob gepriesen und mein eigenes Herz in Gewissheit um seine Kraft geöffnet? War ich nicht als hilfsbereit und lebenslustig bekannt und beliebt? Gott hatte einen Plan für mich. Wie konnte ich es wagen, mich darüberzustellen? Vor Scham senkte ich meinen Blick, aber Aunty Cathy fand die richtigen Worte, um mich zu trösten. Ich hörte nicht den Hauch eines Vorwurfs von ihr.

Freimütig erzählte ich ihr von meinem Verlangen nach einer Gewissheit über meine Herkunft, und schon liefen mir wieder Tränen über die Wangen. Aunty Cathy nickte wissend und ließ mich erzählen. Sie kannte meine Geschichte in weiten Teilen, aber ich ahnte nicht, dass sie sich wie eine Detektivin meiner Sache annehmen würde. Sie stellte mir unzählige Fragen, machte sich Notizen, trug Informationen zusammen, telefonierte mit dem Kinderheim in Valley View, forschte nach alten Akten und kam schließlich zu einem Fazit: Wenn wir wirklich Genaueres über meine Herkunft erfahren wollten, mussten wir zu den Mbambos nach St. Wendolins.

Mich durchfuhr ein Schrecken, als ich ihren Vorschlag hörte. Obwohl ich diesen Gedanken bereits seit Monaten mit mir herumtrug, durchfuhr es mich wie ein Stromschlag, als Aunty Cathy mir ihren Plan darlegte. Die Mbambos. Ich war eine

Mbambo. Zinhle Mbambo. Ich konnte die dunkelste Stelle in meinem Leben nicht länger in mir verschließen. Mit jedem Tag, den wir uns der Spurensuche näherten, kehrten Bruchstücke meiner Erinnerung wieder, die ich tief in mir vergraben hatte.

9 Woher komme ich?

Aunty Cathy legte mir und Aunty Glenda ihren Plan, wie ich mehr über meine Herkunft herausfinden konnte, genau dar.

Wir weihten Uncle Patrick ein, und auch der Direktor zeigte Verständnis und ermunterte uns. Er schlug sogar vor, uns zu begleiten.

Über Tage hinweg entwickelten Aunty Cathy und ich eine Strategie. Zunächst verwarfen wir eine Begleitung durch Uncle Patrick. Seine Haut war zu hell für diese Mission. Ihn hätte man vor den einfachen Behausungen im Township von St. Wendolins für einen Polizisten halten können. Das war viel zu gefährlich, weil wir Angst vor Siphos möglicher Reaktion hatten.

Aunty Cathy meinte, ich solle beim Zusammentreffen mit den Mbambos zunächst gar nichts sagen, sondern ihr das Feld überlassen. Uncle Gabriel, einer der Fahrer von St. Phil's, würde uns hinbringen und im Auto warten.

Nächtelang konnte ich nicht schlafen und wünschte mir einerseits den Moment herbei, an dem es endlich so weit war, und andererseits war ich kurz davor, das Unternehmen abzubrechen. Ich hatte panische Angst vor einer Begegnung mit Sipho und vor meiner eigenen Reaktion auf ihn.

Zum verabredeten Zeitpunkt holten Aunty Cathy und Uncle Gabriel mich von der Schule ab. Meine Sozialarbeiterin lächelte mir schon von Weitem aufmunternd zu und machte ein Zeichen, dass wir es nun anpacken würden. Ich setzte mich auf den Rücksitz und strich während der Fahrt unentwegt den

Rock meiner Schuluniform glatt. Mir zitterten die Knie, und ich konnte nichts dagegen tun.

Die Fahrt von Sydenham nach St. Wendolins war erstaunlich kurz. In meiner Erinnerung lagen Welten zwischen den Orten, aber nach zwanzig Minuten hatten wir das Township schon erreicht. Der Fahrer fragte nach der richtigen Straße, und ich versuchte mich zu erinnern. Ich erkannte die Post und dann auch die Schule wieder, wenig später erreichten wir die Bahnlinie. Von Weitem sah ich das Haus von Tante Phindile, am Fuße eines Hügels. Sie sollte keinesfalls in unser Unternehmen hineingezogen werden, deshalb hatten wir sie nicht kontaktiert und würden sie auch nicht besuchen. Sie hatte meinetwegen bereits genug Ärger mit den Mbambos gehabt. Jetzt war es nicht mehr weit bis zu der Hütte meiner Kindertage. Ich atmete tief durch und war bereit. Als wir vor dem Haus parkten, durchfuhr mich ein Schrecken. Plötzlich hatte ich wieder alles ganz genau vor Augen. Hier, an dieser Stelle, war ich vor neun Jahren zu den *child-live*-Mitarbeitern ins Auto gestiegen. Ein kleines Mädchen, in Lumpen gehüllt.

»Bist du bereit?«, fragte Aunty Cathy, und ich nickte. Sie machte noch ein Zeichen, dass ich auch wirklich meinen Mund halten sollte, und wir stiegen aus.

»Können wir ins Haus?«, rief Aunty Cathy auf dem kurzen Weg zur Haustür so laut, dass man es auch drinnen hören musste.

Frau Mbambo trat vor die Tür, und mir klopfte das Herz bis zum Hals. Ich hörte Worte der Begrüßung, und irgendwie fanden wir uns im nächsten Moment bereits im Haus wieder. Dort hielten sich die drei Töchter, ihre Kinder und der alte Vater auf. Zum Glück war Sipho nicht da. Uns wurde ein Platz zugewiesen, und schon legte Aunty Cathy los.

»Kennen Sie dieses Mädchen?«, fragte sie und zeigte auf mich.

»Ja, das ist Zinhle«, antwortete die Frau, deren Familienname auch meiner war.

»Woher kennen Sie Zinhle?«

»Sie ist unsere Tochter.«

Mir blieb die Luft weg. Was hatte sie da gesagt? Diese Frau wollte meine Mutter sein? Ich rang um Fassung und wäre am liebsten im Erdboden versunken. Noch hatte ich kein einziges Wort gesagt und hielt mich an unsere Abmachung. Aunty Cathy stellte weitere Fragen, aber ich war kaum in der Lage zuzuhören. Plötzlich kam Sipho von draußen herein. Der Schrecken ging mir durch Mark und Bein. Aunty Cathy richtete sich auf und würde sich durch nichts und niemanden einschüchtern lassen. Mein Vergewaltiger, der Mann, der mein Leben auf dem Gewissen hatte, musterte mich aus schläfrigen Augen und zeigte ein gespieltes Interesse.

»Wer soll das sein?«, fragte er. »Die Kleine kommt mir irgendwie bekannt vor.«

»Das ist doch Zinhle«, sagte seine Mutter.

»Wie schön, dass Sie meine Schwester zurückbringen. Warum haben Sie ihre Sachen nicht mitgebracht? Wo ist ihre Tasche?«, fragte er Aunty Cathy, die mich irritiert anschaute.

Ich verstand die Welt nicht mehr. Was ging hier vor?

»Die fremde Frau will wissen, woher wir Zinhle haben«, sagte die Mutter an ihren Sohn gewandt.

»Welch seltsame Frage. Sie ist meine Schwester. Als man sie damals abgeholt hat, diese beiden Typen von der Behörde, da habe ich schon gewusst, dass unsere Vorfahren ihr eines Tages den Weg zurück weisen werden. Sie gehört zu uns.«

Plötzlich sprachen alle durcheinander, und vor lauter Unwahrheiten wurde mir schwindelig. Aunty Cathy versuchte ruhig zu bleiben. Unsere Mission war eine andere, und wir waren noch keinen Schritt weitergekommen. Wir hatten kein Wort über meine wahre Herkunft gehört.

»Was macht unsere Kleine? Wieso geht sie immer noch zur Schule? Sie ist doch schon groß«, sagte Frau Mbambo und zeigte auf meine Schuluniform.

»Sie macht in diesem Jahr ihr *Matric.*«

»*Matric*? Zinhle?«

»Ja, es ist ihr letztes Schuljahr.«

»Oh, wie schön, dann wird unsere Kleine eine gute Stelle bekommen und kann uns verwöhnen«, sagte die Frau.

Wie bitte? Euch verwöhnen?

Was trauten sich diese Personen von sich zu geben? Eine Unverschämtheit folgte der nächsten. Diese Worte ließen eine solch unbändige Wut in mir aufsteigen, wie ich sie noch nie zuvor empfunden hatte. Auf einmal sah ich die Frau wieder vor mir, wie sie mich als Hure beschimpfte. Das war vor neun Jahren gewesen, als ich sie um Schutz und Hilfe bat.

»Nie im Leben werde ich hierher zurückkehren. Sie werden mich hier nie wiedersehen. Kein einziges Mal werde ich jemals wieder einen Schritt über diese Schwelle setzen. Heute ist das erste und auch das letzte Mal. Ich habe nichts, aber gar nichts mehr mit dieser Familie zu tun. Was bilden Sie sich überhaupt ein?«, platzte ich heraus.

»So beruhige dich doch«, sagte Aunty Cathy.

»Beruhigen?«, rief ich schrill. Diese rasende Wut half mir auszusprechen, was mir angetan worden war. Und diesmal würde ich danach nicht vor Angst den Kopf einziehen und mich verstecken. »In dieser Familie bin ich wie eine Sklavin gehalten worden. Hier bin ich als kleines Mädchen misshandelt und vergewaltigt worden. Ihr Sohn hat meine Gesundheit auf dem Gewissen! Er hat mich mit HIV infiziert. Er hat mein Leben zerstört. Er hat mich auf dem Gewissen. Wie kann ich mich da beruhigen? Diese Familie lügt, wenn sie nur den Mund aufmacht!«, schrie ich die Wahrheit hinaus.

»Mein Sohn war im Gefängnis! Das hast du Sipho angetan,

du kleine Hexe. Du Lügnerin! Wenn er dich so sprechen hört, dann kann noch Blut fließen. Sei froh, dass ich hier das Sagen habe.«

Ich war außer mir vor Zorn. All diese Lügen! Die Schuld ist bis heute ungesühnt. Der Vergewaltiger ist ein freier Mann, und ich muss Tag für Tag, Stunde um Stunde unter seiner Tat leiden. Ein Leben lang. Und nun droht diese Person mir sogar. Fassungslos stürmte ich aus dem Haus.

Uncle Gabriel kam mir entgegen und brachte mich zum Auto. Im Inneren des Wagens schnappte ich nach Luft. Ich war von meinen eigenen Gefühlen überwältigt, von meinem Zorn und meiner Enttäuschung. Ich wollte eine Spur finden, einen Weg in meine Vergangenheit, wollte zurück zu meinen Wurzeln, zu meiner wahren Familie. Stattdessen musste ich mir schamlose Lügen anhören. Sanft legte Uncle Gabriel eine Hand auf meine Schulter.

»Calm down!«

Dann ging er zum Haus, weil er Aunty Cathy nicht alleinlassen wollte. Immer wieder schaute ich zur einfachen Behausung der Mbambos, und endlich stand Uncle Gabriel in der Tür und machte ein Zeichen, dass alles in Ordnung sei. Irgendwann kam Sipho in den kleinen Vorgarten, wo er sich im Schatten eines Baumes eine Zigarette anzündete. Uncle Gabriel behielt ihn im Blick. Schon hatte ich den altbekannten Geruch von Dagga in der Nase.

Nach einer Ewigkeit kam auch Aunty Cathy zurück.

»Sie haben sich beruhigt. Die Frau sagt, sie haben dich aus Sherwood. Dorthin würde Frau Mbambo uns begleiten und den Ort zeigen, von dem aus du zu ihnen gekommen bist. Möchtest du das? Nur die alte Frau wird uns begleiten.«

»Sherwood? Hat sie zugegeben, dass sie mich einfach mitgenommen haben? Wissen sie, wer meine Mutter ist?«

»Aus dieser Familie sind keine zusammenhängenden Sätze

herauszubekommen. Aber immerhin will sie uns einen Ort zeigen, der etwas mit deiner Vergangenheit zu tun hat. Sollen wir hinfahren?«

Ich nickte und fragte mich, ob das *Sherwood* gemeint war, das nur wenige Kilometer von Sydenham entfernt lag. Quasi in einem angrenzenden Stadtviertel.

Während der Fahrt sprach ich kein Wort, aber Aunty Cathy hat mit geschickten Nachfragen versucht, möglichst viel aus Frau Mbambo herauszubekommen.

Schließlich standen wir vor einem winzigen Grundstück. Man sah die Spuren einer Behausung, die hier mal gestanden haben musste und offenbar abgerissen worden war. Frau Mbambo suchte nach Erklärungen, während ich mich umsah. Hier waren viele Häuser abgerissen und durch einheitliche staatliche Bauten ersetzt worden, wie sie nach der Demokratisierung überall in den Townships entstanden. Mir kam nichts bekannt vor. Krampfhaft suchte ich nach einem vertrauten Gebäude, einem Weg, der Wasserstelle, nach einem bekannten Gesicht, aber alles war mir fremd. Aunty Cathy machte Vorschläge, und schließlich führte uns Frau Mbambo zu einer Frau in der Nachbarschaft. Frau Mbambo begrüßte sie wie eine alte Bekannte. Die Fremde bat uns in das einzige Zimmer des Hauses. Die Sozialbauten gab es in verschiedenen Größen. Dieses war die kleinste Ausführung mit einem Raum und einer Kochnische.

»Da vorn stirbt grad eine Kranke«, sagte die Fremde unvermittelt und deutete auf ein winziges Lager, wo unter Decken jemand zu liegen schien. Als meine Augen sich an das schummrige Licht gewöhnt hatten, sah ich das knochige Gesicht einer Frau unbestimmten Alters und hörte ihren Atem. Ich konnte nicht fassen, wie unsere Gastgeberin im Beisein einer Todkranken so etwas äußern konnte. Ich wusste nicht, wohin ich mich setzen sollte und wäre gern davongerannt.

»Kennen Sie dieses Mädchen?«, fragte Aunty Cathy und deutete auf mich.

»Nein. Wer soll das sein?«

»Das ist die kleine Gugu. Die haben wir doch von dir«, sagte Frau Mbambo, und mich traf ein Stich im Herzen. GUGU! Diesen Namen hatte ich viele, viele Jahre nicht mehr gehört. Hier war die Spur! Wieder zitterten meine Knie.

»Du hast sie uns damals mitgegeben. Gugu wurde sie genannt. Das ist schon lange her.«

»Ach, die Kleine! Ja, ich weiß. Die trug damals noch Windeln.«

»Können Sie uns sagen, woher Sie Zinhle kennen?«, fragte Aunty Cathy.

»Wen?«

»Dieses Mädchen. Woher kennen sie Zinhle, oder auch Gugu, wie Sie sagen.«

»Nachbarkinder haben sie hierhergebracht. Es hat damals geregnet. Die Kinder hatten sie irgendwo aufgelesen. Sie hat gefroren, hatte keine Jacke an, nichts, war halbnackt. Niemand kam, um sie abzuholen. Am Anfang hat meine Mutter sich um sie gekümmert. Dann haben die Mbambos sie mitgenommen.«

»Mitgenommen?«, fragte ich.

»Ja, einfach mitgenommen.«

»Kennen Sie meine Mutter? Meine richtige Mutter, meine ich.«

»Nein, woher? Hier hat nie jemand nach dir gefragt. Ich habe mich gewundert, aber so war es. Keiner hat nach einem verlorenen Mädchen gefragt. Du bist einfach aufgetaucht.«

Sollte ich ihr glauben? Dieser Frau, die in einem winzigen Haus mit einer Sterbenden lebte und mir in keiner Weise bekannt vorkam.

»Warum haben Sie das Mädchen nicht bei der Polizei gemeldet?«, fragte Aunty Cathy.

»Welche Polizei?«, fragte sie mit der Selbstverständlichkeit einer Township-Bewohnerin, die keiner Institution je trauen würde. Damit hatte sie nie etwas zu tun gehabt.

»Viele Mütter verschwinden auf Nimmerwiedersehen«, sagte die Fremde. »Von heute auf morgen, einfach weg. Manche gehen zum Arbeiten in eine andere Stadt, andere sind krank und können sich nicht kümmern. Vielleicht dachte die Frau, ihr Mädchen wird es bei anderen Leuten besser haben. Gut sieht sie aus, die Kleine. Geht sogar noch zur Schule, eine junge Dame. Wonach sucht sie noch?«

Mir steckte ein Kloß im Hals, der mich am Sprechen hinderte. Aunty Cathy versuchte alles, um irgendwelche brauchbaren Anhaltspunkte zu bekommen, aber es war zwecklos.

Wenn ich doch nur wüsste, woher ich stammte. Wenn ich doch nur dorthin zurückgehen könnte. Wenn ich Spuren finden könnte. Wenn die Teile des Puzzles zusammenpassen würden. Wenn die Gesichter meiner Familie nur für einen kurzen Moment in meiner Erinnerung aufblitzen könnten. *Oh Gott, bitte hilf mir! Wo ist meine Familie? Woher komme ich?*

10 Eine Mbambo werden

Ich sehe einen Marktplatz. Auf dem Boden haben Händlerinnen Obst und Gemüse ausgebreitet, beleibte Frauen sitzen hinter der Ware und sprechen mit lauten Stimmen. Es regnet und mir ist kalt. Ich sitze in einer Ecke und scheine zu warten. Ein kleines Mädchen, zu klein, um hier allein zu sitzen.

»Warum trägst du bei diesem kühlen Wetter keine Jacke?«, spricht mich auf einmal eine Frau an. Sie nimmt mich an der Hand, bringt mich zu ihrer Hütte …

Ich lag auf meinem Bett, der Radiosender spielte Gospellieder, als das Erinnern über mich hereinbrach wie ein Gewitter an einem Sommernachmittag. Als hätte sich nach der Reise zu den Orten meiner Vergangenheit eine Tür geöffnet, durch die ich in mein früheres Leben eintreten konnte. Zuerst verschwommen, kamen die Bilder plötzlich klar und lebendig in mir auf. Der Platz außerhalb der Stadt, wo die Hütte meines zweiten Zuhauses gestanden hatte, war jetzt nicht mehr leer. Ich sah die kleine Behausung in Sherwood, den Hof davor.

Wie lange ich dort gelebt habe? Wann mich die Mbambo-Kinder von dort weggelockt haben? Ungewiss.

Obwohl ich noch ein kleines Kind war, bestand schon damals mein Leben aus Arbeit. Als ich gerade mal einen Eimer Wasser hochheben konnte, wurde ich zur Wasserstelle geschickt. Wasserholen war eine meiner Aufgaben. Die Eimer waren schwer, und ich konnte sie nur mit Mühe auf meinem Kopf balancieren.

Ich hatte keine Wahl. Ich kannte kein anderes Leben. Ich musste meine Aufgaben erledigen. Oft hatte ich nicht genug zum Essen. Niemand kümmerte sich um mich. Ich erinnere mich an einen indischen Tempel in der Nachbarschaft, wo Bedürftige am Sonntag ein Reisgericht bekamen. Die Teller mit Biryani waren meine einzigen warmen Mahlzeiten. Während der Woche schlich ich mich heimlich in die Gärten der Nachbarn, um Maracujas zu stehlen. Einmal wurde ich erwischt und bekam eine Tracht Prügel. Der Mann hatte mich an den Füßen hochgezogen, sodass mein Kopf nach unten baumelte. Dabei schlug er mir mit einem Stock auf den Po. Nie wieder wolle er mich in seinem Garten sehen, das oder etwas Ähnliches raunzte er mir in fremder Sprache zu, die Bedeutung seiner Worte konnte ich nur erahnen.

Nachts musste ich auf dem Boden schlafen, wo ich von den Bissen roter Ameisen gequält wurde.

Eines Tages, ich holte gerade Wasser, standen plötzlich zwei ältere Mädchen und zwei Jungen vor mir. Die vier waren Geschwister und zu Besuch in unserer Nachbarschaft. An jenem Tag an der Wasserstelle habe ich geweint, weil ich kurz zuvor verprügelt worden war. Die Frau, bei der ich lebte und die ich damals sogar *Umama*, Mutter, nannte, hatte mal wieder ihren Zorn mit Schlägen auf mich niederprasseln lassen. Die Geschwister machten den Vorschlag, ich solle einfach mit ihnen kommen und nie wieder zu der Frau zurückkehren. Ich muss sie fragend angeschaut haben, denn sie versuchten, mir ein besseres Leben ohne Schläge schmackhaft zu machen. Doch während sie auf mich einredeten, konnte ich nur daran denken, mich mit dem Wassereimer zu beeilen, weil ich Angst vor weiteren Schlägen hatte. Die Geschwister zerstreuten meine Bedenken und versicherten mir, dass ich bei ihnen sicher wäre und niemand mich fände. Die Frau würde niemals erfahren, wo ich sei.

An jenem Tag war ich ein Mitglied der Mbambo-Familie geworden. Zu jener Zeit lebten die Mbambos in einem Farmhaus. Die Eltern und fünf Geschwister, die um einiges älter waren als ich, zwei der drei Schwestern hatten bereits eigene Kinder. Im Garten wuchsen Orangen, und ich bekam nur selten Schläge.

Doch das Leben an jenem Ort war nicht von Dauer. Eines Tages tauchte die Polizei auf und fragte nach Sipho, einem der Söhne. Sollte er sich nicht bei der Polizei melden, würden sie stattdessen den Vater ins Gefängnis sperren. Daraufhin machte sich die gesamte Familie auf und davon. Erst später habe ich begriffen, dass sie nach Sipho gefahndet hatten, weil er für den Tod eines Mannes verantwortlich gewesen sein sollte.

Unsere Flucht führte uns nach Durban, aber man sah von der Stadt nichts. Es war auch nicht so, dass ich wusste, wo ich war oder was es bedeutete, nach Durban, in eine Großstadt an der südafrikanischen Ostküste zu ziehen. In einem Township am Stadtrand fanden wir Unterschlupf bei einer Familie mit dem gleichen Namen. Sie hießen ebenfalls Mbambo, ohne in direkter Linie verwandt oder miteinander bekannt gewesen zu sein. Unser Township hieß St. Wendolins und breitete sich in alle Richtungen aus. Mehr erfuhr ich nicht über unsere neue Heimat. Ich war nur ein kleines Mädchen, dem niemand etwas erklärte oder beibrachte.

Wir standen damals vor dem Nichts und durften uns tagsüber bei unserer Gastgeberin, Tante Phindile, aufhalten. Nachts schliefen wir in einem provisorischen Verschlag am anderen Ende der Straße. Tante Phindile und ihr Mann, Uncle Sef, halfen uns, wo immer sie konnten. Nach einer Weile mieteten meine Mbambos in der Nähe von Tante Phindiles Haus eine Lehmhütte.

Ich sah sie jetzt noch einmal ganz deutlich vor mir. Zwei Räume, ein großer Wohnraum und eine winzige Kammer, eine primitive Behausung. Hier bekam ich eine andere Behandlung zu spüren als zuvor im Farmhaus. Mir wurden unzählige Aufgaben zugeteilt, ich musste Wasser holen, Holz tragen, fegen, putzen und einkaufen. Ich war in Lumpen gekleidet und nichts weiter als ein mageres Wesen, dass sich allen Widrigkeiten fügen musste. Hätte es Tante Phindile nicht gegeben, dann wäre ich nicht einmal zur Schule gegangen.

Tante Phindile dachte, ich sei die jüngste Tochter der Familie, eine Nachzüglerin mit deutlichem Altersabstand zu meinen Geschwistern. Doch irgendwann war sie von einem der Mbambo-Brüder über meinen wahren Status aufgeklärt worden. Ich sei nur ein Findelkind, war ihr gesagt worden. Erst als ich bereits erwachsen war, habe ich von Tante Phindile erfahren, dass er ihr sogar anvertraut hatte, die Familie habe mich von der Straße aufgelesen, mich quasi gestohlen. Die genauen Umstände meiner seltsamen *Adoption* durch die Mbambos werde ich nie erfahren, denn der Bruder war verstorben, und alle anderen Mbambos hatten bisher kaum ein sinniges Wort über meine Vergangenheit verloren. Ich selbst war viel zu jung gewesen. Konnte ich meinen Erinnerungen trauen?

In meiner Mbambo-Familie hatte niemand richtig lesen oder schreiben gelernt. Als ich das Alter für die Einschulung längst erreicht hatte, sprach Tante Phindile meine Familie darauf an. Sie sollten mich anmelden, jedes Kind müsse zur Schule gehen, das sei wichtig, sagte Tante Phindile ihnen. Meine Pflegeeltern hielten nichts davon, und es war für sie unvorstellbar, mir eine Uniform und ein Paar Schuhe zu kaufen, die jedoch eine Bedingung für den Schulbesuch waren. Sie waren gegen meine Einschulung, weil ich dann mehrere Stunden am Tag nicht im Haus sein würde. Sie sahen es als reine Geldverschwendung an.

Tante Phindile hat einen Streit riskiert, um sie zu überzeugen. Es wurden hässliche Worte gewechselt, und ich bekam es mit der Angst zu tun. Sie beschimpften sich, und Tante Phindile hat ihnen sogar mit der Polizei gedroht, indem sie melden würde, dass ich nicht ihr leibliches Kind sei. Die Auseinandersetzungen um meine Einschulung verwirrten mich, und ich hatte keine Ahnung, wie die Sache ausgehen würde. Einerseits wurde ich bei der Vorstellung, zur Schule gehen zu dürfen, immer aufgeregter und freute mich auf das bevorstehende Ereignis. Jeden Tag hatte ich die Schüler in ihren Uniformen vorbeigehen sehen und stellte mir vor, eine von ihnen zu sein. Andererseits fürchtete ich den Zorn der Mbambos. Als Tante Phindile mir schließlich eine Uniform für die Grundschule schenkte, war ich unsagbar stolz auf das schwarze Kleid. Es war das erste Kleidungsstück in meinem Leben, das extra für mich gekauft worden war. Von da an sprachen die beiden Mbambo-Familien nicht mehr miteinander.

Vor meiner Einschulung mussten Dokumente erstellt werden. Da ich keine Geburtsurkunde oder andere Unterlagen besaß, sollte eine erwachsene Person mit dem gleichen Nachnamen wie ich meine Herkunft bezeugen. Auf diese Weise erhielt ich offiziell den Namen Zinhle Mbambo. Mein Geburtsdatum wurde auf den 1. Januar 1985 gelegt.

In der Schule gefiel es mir. Hier war ich den anderen Kindern gleichgestellt; ich wurde getadelt, wenn ich nicht aufpasste, gelobt, wenn ich etwas gut gemacht hatte. Aber am Nachmittag herrschte eine eigene Ordnung, da ich zumeist unter dem Missmut meiner Pflegefamilie zu leiden hatte. Oft haben sie mich grundlos verflucht und mit hässlichen Worten bedacht. Ihre Flüche haben sogar unsere Nachbarn veranlasst, mir beizustehen und die Mbambos zur Ordnung zu rufen. Einmal hörte ich, wie meine Pflegemutter zu den Nachbarn hinüberrief: »Seid lieber still! Wenn ihr wüsstet, wo wir die kleine Hexe aufgelesen haben … Sie hat es nicht anders verdient.«

Ich bin es nicht wert, dass man mich schützt. Ich bin es nicht wert, dass man mich achtet. Ich bin es nicht wert … Habe ich das damals nicht denken müssen?

Die Schuluniform war nur eine adrette Hülle, die verbarg, welche Not ich tatsächlich litt. Meine Unterwäsche darunter bestand aus Lumpen. Ich schämte mich dafür, dass meine Unterhose mit einem Knoten zusammengehalten werden musste, damit sie nicht hinunterfiel. Ich hatte Angst davor, dass jemandem der Knoten auffiel, der den schwarzen Stoff darüber ausbeulte. Ich malte mir panisch aus, wie die Kinder riefen: »Guckt mal, Zinhles schäbiges Höschen.« Sie würden versuchen, mein Kleid anzuheben. Sie würden mich auslachen.

Trotzdem ging ich gern zur Schule. Jeden Morgen führte mein Weg mich zunächst zu Tante Phindile, um ihren kleinen Sohn abzuholen. Er war jünger als ich, und Phindile hatte mir aufgetragen, ich müsse acht auf ihn geben. Bei Tante Phindile bekam ich ein Frühstück, und wenn wir es eilig hatten, dann gab sie uns Fahrgeld, damit wir den Bus nehmen konnten. Für die Mittagspause hat sie uns etwas zum Essen eingewickelt oder ein wenig Geld zugesteckt.

Wann immer ich konnte, schlich ich mich zu Tante Phindile hinüber, wo ich spielen konnte und nicht arbeiten musste. Doch meine Mbambo-Familie sah das nicht gern. Ständig sollte ich Wasser holen. Der öffentliche Hahn lag hinter dem Nachbargrundstück, und ich hatte schwere Eimer zu tragen. Manche von ihnen fassten zwanzig Liter. Meine älteren Stiefschwestern durften nur die kleineren Eimer nehmen.

Vor unserer Hütte gab es eine Kochstelle und auf einem Regal standen einige Töpfe, in denen täglich Pap gekocht wurde. Wir bekamen selten Besuch, und wenn einmal Fremde da waren, wurde mir nie erklärt, wer sie waren. Überhaupt sprach selten jemand mit mir, aber da ich keine andere Behandlung gewohnt war, verwunderte es mich nicht. Mir wurden Arbeiten aufgetragen, die ich erledigen musste, ich bekam etwas zum Essen, manchmal wurde ich geschlagen und manchmal waren die Mbambos nett zu mir. Alles, was ich in dieser Zeit sah, war unsere Hütte, die Schule und Tante Phindiles Haus. Von einer Welt außerhalb unseres Townships hatte ich nie etwas gehört, und offenbar spielte die Außenwelt auch für die anderen keine Rolle. Vom Schulhof aus konnte man in ein Tal hinunterschauen, aber schon der nächste Hügel sah genauso aus wie unser Wohnviertel. Wellblech- und Lehmhütten, vereinzelte Steinhäuser, eine Straße und viele Wege. An einem Ende von St. Wendolins gab es eine Poststation, wo Fächer für die Anwohner angebracht waren, in denen ihre Briefe abgelegt wurden. Das war eine Verbindung zur Außenwelt. In der Nähe hatte ein Geschäft eröffnet, in dem man Lebensmittel und Süßigkeiten bekam. Dort kaufte ich mir Bonbons, wenn Tante Phindile oder mein Stiefbruder Sipho mir ein wenig Geld zugesteckt hatten. Am unteren Ende unseres Townships verlief die Bahnlinie. Die Züge fuhren nach Durban hinein bis zur Viktoria Station. Wohin die andere Richtung führte, hat mir nie jemand gesagt. Und ich stellte auch keine Fragen. Ich würde sicher nie mit dem Zug fahren. Warum sollte mich auch jemand mit nach Durban nehmen? Es gab Leute, die jeden Tag in die Stadt fuhren und am Abend zurückkamen. Es konnte nicht weit sein, aber ich kümmerte mich nicht weiter darum. In meiner Welt gab es keinen Raum mehr für Neugierigsein. Ich war froh, wenn ich keine Schläge bekam, genug zum Essen hatte und von den Attacken der roten Ameisen und Moskitos verschont blieb. Allein darum kreisten meine Gedanken.

Als ich mein erstes Zeugnis bekam, brachte ich es stolz nach Hause. Meine Noten waren gut, und die Lehrerin hatte mich gelobt. In der Schule hatte ich gehört, dass ein erstes Zeugnis etwas Besonderes sei und dass die Familie zur Feier des Tages ein Hühnchen schlachtete. Ich freute mich bereits auf den Geschmack des Fleisches, von dem ich sicher etwas abbekommen würde, denn es war schließlich mein Zeugnis.

Doch ich hatte mich getäuscht. Niemand nahm Notiz von meinen Noten, und niemand schlachtete ein Huhn. Auch mit einem Schulzeugnis ging das Leben weiter wie bisher, ich erledigte meine Arbeiten.

Zum Schlafen legte ich mich auf eine Matte am Boden. In der winzigen Kammer schlief außer mir nur noch Sipho in einem Bett. Ich betrachtete ihn in gewisser Weise als meinen Bruder. Seine Mutter hielt ich für meine eigene Mutter. Mein Wissen darüber, dass es nicht so war, war mit den Jahren verblasst. Irgendwann vergaß ich, wer ich war. Die Erinnerungen an eine Frau, die mich an die Hand genommen hatte, als ich allein im Regen am Boden hockte, tauchten nur noch selten vor meinem inneren Auge auf. Und wenn ich tatsächlich einmal daran dachte oder durch einen Traum an sie erinnert wurde, dann wusste ich nicht, was es zu bedeuten hatte.

11 Nächtliche Abgründe

Die Albträume verwahrten die dunklen Geheimnisse. Es mussten Jahre vergehen, bis ich mich ihnen stellen konnte. Früher hatten sie mich aus dem Schlaf gerissen, mir eine hilflose Tränenflut beschert und mich gequält zurückgelassen. Doch diese nächtlichen Quälereien waren nur der Nachhall noch viel schlimmerer Qualen. Erst im Alter von achtzehn Jahren begann ich diese Träume als Rufe aus der Vergangenheit zu verstehen, die noch einmal gehört werden wollten. Und eines Nachmittags wurde durch den Geruch einer Dagga-Pfeife, der aus der Nachbarwohnung herüberwehte, die Erinnerung an die schlimmsten Stunden meines Lebens wiedergeweckt. Ich saß zitternd auf dem Balkon und ließ die bitterbösen Kopfbilder zu, die mir mein Leben erzählten.

Sipho rauchte Marihuana oder Dagga. Der Geruch seiner Pfeife war sein ständiger Begleiter. Er schaute mich aus schläfrigen Augen an. Manchmal trank er auch, und sein Atem roch nach Bier und Schnaps. Wenn er spät abends nach Hause kam und seine schlurfenden Schritte auf dem Hof zu hören waren, krümmte ich mich zusammen und stellte mich schlafend. Ich war ein kleines Mädchen von acht oder neun Jahren und versuchte, mich unsichtbar zu machen, wenn er ins Zimmer stolperte. Während ich reglos auf meiner Matte lag, kroch mir sein abstoßender Geruch in die Nase. Manchmal flüsterte er meinen Namen, aber ich rührte mich nicht. Eines Nachts, nachdem er mehrmals meinen Namen geflüstert hatte, fasste er an meine Schulter, rüttelte mich und stammelte unverständliche Worte. Mir blieb vor Angst fast das Herz stehen, aber ich behielt meine Augen geschlossen und gab keinen Ton von mir. Damit gab er sich zunächst zufrieden, und schon im nächsten Moment hörte ich seinen schweren Atem, der sich manchmal in ein unheimliches Röcheln verwandelte. Ich lauschte auf jede Veränderung, bis auch mich die Müdigkeit mit sich nahm.

Eines Nachts rüttelte Sipho mich so heftig, dass ich meine Augen öffnen musste. Ich starrte direkt auf sein Messer. Mit blitzender Klinge fuchtelte er vor meinem Gesicht herum, und mir blieb die Luft weg. Noch bevor ich schreien konnte, band er mir ein stinkendes Tuch um meinen Mund, mit dem er sonst immer den Rauch seiner Dagga-Pfeife filterte. Mir drehte sich der Magen um. Ich starrte auf das Messer und hörte, wie er drohte mich umzubringen, wenn ich einen Ton von mir gab. Mit seiner freien Hand drehte er mir die Arme auf den Rücken und fesselte mich mit seinem Gürtel. Dann legte er sich auf mich, und ich dachte, meine sämtlichen Glieder würden brechen. Ich müsse still sein, sonst schneide er mir die Kehle durch, wiederholte er. Ich war erstarrt vor Angst. Er zog meine Hose herunter und presste sich an mich. Ich begriff nicht, was er mit mir vorhatte und war außer mir vor Angst. Er wälzte sich hin und her, das Messer an meinem Hals. Mit einer Hand fingerte er zwischen meinen Beinen und steckte seine Finger in mich hinein. Der Schmerz war stärker als alles, was ich bisher ertragen musste. Aber es sollte noch schlimmer kommen. Ich müsse ruhig sein, mich nicht bewegen, befahl er mir. Dann bohrte er seinen Penis in meinen Unterleib. Ich brüllte vor Schmerz, und er presste das Tuch noch fester auf mein Gesicht. Mir blieb die Luft weg, und er fluchte, ich solle endlich ruhig sein, beschimpfte mich, und der Schmerz wurde immer schlimmer. Schließlich ließ er von mir ab, und ich heulte still in mich hinein. Er schien meine Schenkel entzweigerissen zu haben. In mir pochte der Schmerz, und alles war nass. In der Dunkelheit konnte ich nichts sehen. Woher kam die Nässe? War es Blut? Ich versuchte, meine Beine zusammenzupressen, aber der Schmerz wurde umso heftiger. Bis hoch in meinen Bauch schien Sipho mein Inneres zerrissen zu haben. Ich war mir sicher, sterben zu müssen, und hatte den Tod vor Augen. Den Tod und eine unendliche Einsamkeit.

Bevor Sipho sich eine Decke über den Kopf zog, als sei nichts geschehen, drohte er mir erneut mit dem Messer. Wenn ich auch nur ein einziges Wort über diese Nacht und sein Messer verlieren würde, wenn ich jemandem erzählen würde, was er getan hatte, dann sei meine letzte Stunde gezählt. Seine geflüsterten Worte hallten in meinen Ohren nach. Immer wieder hörte ich seine Drohungen, während der Schmerz in mir brannte und ich mir auf die Lippen biss.

Am nächsten Morgen schlich ich mich als Erste aus der Hütte. Ich konnte kaum stehen, schaute an meinen Beinen hinunter. Blutkrusten bedeckten meine Oberschenkel. Mühsam schleppte ich mich zur Wasserstelle. Die ersten Geräusche eines erwachenden Morgens schallten aus allen Richtungen herüber, Hähne krähten, Bahnschranken klingelten und die Kraft der Sommersonne war bereits zu spüren. Um mich herum schien ein normaler Tag zu beginnen. Vor dem Zaun sah ich Frühaufsteher auf dem Weg zur Arbeit. Niemand nahm Notiz von mir. Aber für mich war nichts normal, nichts mehr wie zuvor. Keine Sekunde konnte ich sein blitzendes Messer, seine rohe Gewalt, seinen stinkenden Atem und seine Worte vergessen. Ich dürfe niemandem davon erzählen, sonst würde er mich töten. Und nach dem, was er mir angetan hatte, zweifelte ich keinen Moment daran. Mit seinem Messer würde er mir die Kehle durchschneiden, und ich würde verbluten wie ein geschlachtetes Huhn. »Niemandem«, hatte er immer wieder betont. Jeder Schritt war eine Überwindung, so sehr schmerzte mein Unterleib, aber ich versuchte, meine Leiden zu verbergen. Als ich Wasser über meinen Bauch goss und es an meinem Körper hinablief, brannten meine Wunden und ich zog mir schnell ein Höschen an. Ich würde niemandem etwas erzählen!

Solange ich denken konnte, waren mir Schmerzen zugefügt worden. Schmerzen gehörten zu meinem Leben wie der Schlaf und das morgendliche Erwachen, wie der Hunger und der Durst. Mein Streben drehte sich darum, möglichst wenig Prügel einzustecken. Nun stand ich vor der schwierigsten Aufgabe meines Lebens. Wie konnte ich Siphos' Attacken entkommen? Wie sollte ich mich verhalten, damit so etwas wie in der letzten Nacht nie wieder passierte? Was musste ich tun, um in Ruhe gelassen zu werden? Meine übliche Strategie gegen Schläge bestand darin, alle gestellten Aufgaben zu erledigen, mich möglichst unauffällig zu verhalten und mich bei meinen Ausflügen zu Tante Phindile nicht erwischen zu lassen. Aber wenn der Abend und die Dunkelheit kamen, dann halfen keine Tricks. Wenn ich mich doch nur unsichtbar machen konnte.

Ob ich wollte oder nicht, am Abend musste ich mich wieder auf meine Schlafmatte legen, wo mich die Angst marterte und die Frage quälte, was ich gegen Sipho ausrichten konnte. Wie sollte ich mich verhalten, wenn er sich erneut auf mich warf? Gegen meinen sogenannten Bruder kannte ich keine Strategie. Gegen ihn war ich machtlos. Es fühlte sich an, als stände ich vor einem Abgrund, in den er mich jeder Zeit hinabstoßen konnte. Als Sipho in der folgenden Nacht heimkam, stellte ich mich schlafend, und er legte sich wortlos ins Bett. Wenig später hörte ich seinen rasselnden Atem, der stets sein Schlafen begleitete. Fürs Erste war ich sicher. So sollte es eine Weile bleiben, und ich war dankbar für jede überstandene Nacht.

Wenn ich ihm tagsüber im Hof begegnete, packte mich die blanke Angst und schnürte mir die Kehle zu. Sein Blick genügte, um mich erstarren zu lassen. Seltsamerweise lächelte er mich manchmal an und behandelte mich sogar besser als seine leiblichen Geschwister. Er steckte mir Geld zu, damit ich mir Süßigkeiten kaufte. Es machte mich froh, einen Rand in der Hand zu halten und in Bonbons umzusetzen. Jedes Mal rannte ich voller Vorfreude zu dem Geschäft an der Ecke und stöberte im Sortiment. Nur wenige Kinder in St. Wendolins hatten Geld. Sie sahen mich neidisch an, wenn ich eine Papiertüte mit Leckereien in den Händen hielt. Vielleicht mochte Sipho mich. Warum sonst gab er mir eine Randmünze und lächelte mich dabei an, während er den anderen höchstens ein Fünfzigcentstück zusteckte?

Dann kam die Nacht, in der er wieder meinen Namen flüsterte und mich aufs Neue bedrängte. Sein Geruch nach Haschisch und Bier nahmen mir den Atem. Während ich gefesselt unter ihm lag, erstarrte mein Körper zur Regungslosigkeit. Ich hielt meine Augen geschlossen und spürte, wie Sipho meine Beine auseinandertrieb. Ich hoffte, es würde schnell vorübergehen. Ich biss meine Zähne zusammen, unterdrückte jeden Hilferuf unter dem stinkenden Tuch, das er auf meinen Mund presste. Ich wollte nicht sterben. Ich musste ruhig sein. Niemand durfte uns hören. Todesängste krochen mit Hitzewellen in meinen Kopf. Auf meiner Zunge bildete sich ein fremdartiger Geschmack, und manchmal riss ich meine Augen auf, die ihn voller Abscheu und Qual angestarrt haben müssen, so sehr schmerzten sie in ihren Höhlen.

Von nun an kamen seine Attacken immer häufiger. Es verging kaum eine Nacht, in der er sich nicht auf mich stürzte. Wenn es vorüber war, stieg er in sein Bett und schlief meistens sofort ein. Doch manchmal erinnerte er mich noch daran, dass er mich töten würde, wenn ich irgendjemandem davon erzählte. Ich weinte still in mich hinein. Während die Schmerzen in meinem Unterleib nach Schreien verlangten, presste ich meine Lippen zusammen. Was tat Sipho mir an? Was bedeutete dieses ekelhafte Treiben, das er im Schutz der Dunkelheit mit mir anstellte? Für mich gab es keinen Namen für diese Taten. Ich wusste nur, dass seine nächtlichen Ausbrüche einen Unterschied zu den üblichen Schlägen anderer Erwachsener darstellten, die mir bereits Schmerzen an fast allen Teilen meines Körpers zugefügt hatten. Ich konnte es nicht benennen, aber ich spürte einen gewaltigen Unterschied. Sein Gebaren war schlimmer, und vielleicht war es sogar etwas Unrechtes. Ich hatte in meinem kurzen Leben schon unzählige Schläge einstecken müssen, aber wenn Sipho meine Schenkel auseinanderriss, war es etwas anderes. Es schien ihm ein besonderes Vergnügen zu bereiten. Manchmal lächelte er dabei sogar, und der Druck seiner Hände auf meinem Körper war dann weniger grob. Es war seltsam und brachte mich vollkommen durcheinander.

Vielleicht würde die Familie es nicht dulden, dass er mir derartige Schmerzen zufügte. Vielleicht würden sie ihn dafür sogar bestrafen. Warum sonst drohte er mir immer wieder mit dem Messer? Warum sonst sollte niemand etwas erfahren?

Immer wenn er meine Hose herunterzog, in mich eindrang und seine Stöße mich zu zerreißen drohten, betete ich für ein rasches Ende. Es sollte ein Ende haben! Für immer!

Irgendwann hielt ich es nicht mehr aus. Ich konnte an nichts anderes mehr denken als an das Ende meines Martyriums.

Eines Abends, als die Familie beisammensaß und Sipho außer Haus war, nahm ich meinen gesamten Mut zusammen. Ich wusste, dass er so bald nicht zurückkam, und suchte den passenden Moment, um meine Stimme zu erheben. Die Familie hatte zu Abend gegessen, meine sogenannte Mutter saß auf dem Boden unserer Hütte und streckte zur Entspannung ihre Beine aus. Ihr Mann, die drei Töchter und einer der Söhne hatten es sich ebenfalls bequem gemacht. Ich holte noch einmal tief Luft, und dann versuchte ich zu erzählen, was Sipho mir seit Monaten antat. Die Worte kamen wie von selbst, und ich spürte meine Rettung nahen. Ich zeigte auf den schmerzenden Bereich zwischen meinen Beinen und sprach über das Messer, mit dem er mir drohte. Ich sprach schnell, damit es schneller vorüber war. Bald würde Sipho seine verdiente Strafe erhalten, bald wird ihm heimgezahlt, was er mir angetan hatte. Als ich mit wenigen Sätzen das Schlimmste berichtet hatte, konnte ich die Familie nur noch erwartungsvoll anschauen.

Es war nicht viel, was ich mir wünschte. Doch nur ein Leben ohne nächtliche Attacken von Sipho. Vor mir saßen jene Menschen, die mein Martyrium beenden konnten. Meine Stiefmutter und die gesamte Mbambo-Familie schauten mich ungläubig an. Es schien eine Ewigkeit zu dauern, bis Siphos Mutter endlich etwas sagte. Ihre Worte trafen mich wie ein Schlag.

»Du lügst!«

Ich schaute in die Runde, blitzschnell von einem Gesicht zum anderen, von Siphos Schwestern zu seinem Bruder und dem Vater.

»Du kleine Hure! Treibst dich mit den Männern aus der Nachbarschaft herum und beschuldigst meinen Sohn! Du verdorbenes Miststück!«, schrie meine Pflegemutter mich an und spie mir dabei ins Gesicht.

Was sagte sie da? Ich verstand nicht, was sie damit meinte. Was bedeuteten diese Worte? Was war eine Hure?

Siphos Mutter fand die hässlichsten Worte für mich, die es in unserer Sprache gab. Diese schmutzige Geschichte, wie sie es nannte, soll ich von anderen Kindern aufgeschnappt haben. Kein Wort sei daran wahr. Das habe mir sicher jemand eingeredet und ich wolle mich wichtig machen. Wie konnte ich es wagen, ihren Sohn zu beschuldigen? Siphos Mutter und auch die anderen Angehörigen warfen mir unglaubliche Anschuldigungen an den Kopf, deren Bedeutung ich kaum verstand. Ich allein sollte plötzlich die Schuld an allem Ärger in dieser ärmlichen Behausung haben.

Ehe ich noch etwas erwidern konnte, stand meine Stiefmutter vor mir, und ich spürte ihre flache Hand auf meinem Gesicht. Sie hatte kräftig ausgeholt, in meinem Ohr pulsierte ein tauber Schmerz, und schon im nächsten Moment versetzte sie mir einen Tritt. Ich versuchte wegzulaufen, aber jemand hielt mich am Arm fest. Tränen schossen mir in die Augen, und ich war so durcheinander, dass ich nicht mehr wusste, was ich noch tun konnte. Schützend hielt ich meine Arme über den Kopf. Was hatte ich nur falsch gemacht? Ich verstand die Welt nicht mehr. Verstört und verwundet heulte ich meine Schmerzen und meine Angst hinaus. Nun musste ich sicher sterben. Er würde mich töten. Sipho würde seine Drohung in die Tat umsetzen. Ich hatte ihn verraten. Mir wurde übel, meine Knie zitterten, und ich konnte mich kaum noch auf den Beinen halten. Wenn ich doch nur wegrennen könnte. Aber wohin? Wo konnte ich mich verstecken? Wer würde mich aufnehmen? Wo gab es ein Leben ohne Schläge und Qualen?

12 Mein Schutzengel und ein Haus für Kinder

In der Nacht machte ich kein Auge zu und lauschte auf jedes Geräusch. Ich hatte mein eigenes Todesurteil besiegelt. Ich versuchte, wach zu bleiben. Meine Augen brannten und fielen immer wieder zu. Als Sipho schließlich die Tür öffnete und ins Zimmer kam, hörte ich mein Herz gegen die Brust trommeln. Seine Schritte näherten sich, und innerlich flehte ich um Rettung. Als ich seine Füße direkt neben meiner Matte spürte, vergrub ich mein Gesicht in den Händen und kniff meine Augen zu. Aber mein Stiefbruder rührte mich nicht an und legte sich wortlos in sein Bett.

Nach Stunden mit wirren Träumen und klappernden Zähnen erlöste mich der erwachende Morgen. Mit dem ersten Lichtstrahl stand ich auf und machte mich auf den Weg zur Wasserstelle. Wenn er mich in der Nacht verschont hatte, dann konnte es nur bedeuten, dass er mir tagsüber und außerhalb des Hauses auflauerte. Auf dem Schulweg drehte ich mich nach allen Seiten um, und auf dem Nachhauseweg rechnete ich jeden Moment damit, ihn aus einem Versteck hervorspringen zu sehen.

Als er einige Nächte später betrunken ins Zimmer kam und das stinkende Tuch hervorholte, schlug mein Herz so heftig, dass ich sein Pochen bis in meinen Kopf hinein fühlte und mir schwindelig wurde. Er warf sich auf mich, und ich flehte ums Überleben.

Am nächsten Tag hatte ich nur noch einen einzigen Gedanken in meinem Kopf. Hilfe! Ich brauchte dringend Hilfe! Jemand musste mich vor Sipho und der gesamten Mbambo-Familie retten. Ich setzte meine gesamte Hoffnung in Tante Phindile. Sie würde mir Glauben schenken, redete ich mir Mut zu. Und Tante Phindile kannte vielleicht sogar einen Ausweg. Sie war anders als meine Mbambos. Sie war gütig und ihre Worte waren nur selten grob. Und geschlagen hatte sie mich auch noch nie.

Am Nachmittag erfand ich eine Ausrede, um mich zu ihr zu schleichen. Voller Angst erreichte ich ihr Haus an den Bahngleisen. Kinder spielten im Hof, und ich hielt Ausschau nach Rettung. Hoffentlich ist sie zu Hause, betete ich. Manchmal ging sie arbeiten und kam erst am Abend zurück. Aber Tante Phindile war in der Küche. Ich grüßte sie und versuchte, meine Fassung zu halten, aber als ich ihr Lächeln sah, kamen mir sofort die Tränen, und aller Kummer und Schmerz sprudelten aus mir hervor. Tante Phindile hatte Mühe, mich zu verstehen. Tränen und Schmerz erstickten meine Worte, aber sie nickte verständnisvoll und versuchte, mich zu beruhigen. Sie stellte mir Fragen, legte ihren Arm um mich und schüttelte fassungslos den Kopf. Murmelnd sprach sei ein Gebet. »Gütiger Gott«, hörte ich sie sagen.

Sie glaubte mir, und dann schimpfte sie über Sipho.

»Sipho ist ein schlechter Mensch«, sagte sie. »Ein sehr schlechter Mensch! Ihm ist alles zuzutrauen. Er hat dir eine große Schande angetan.« Tante Phindiles Stimme war zu einem Grollen angeschwollen. So hatte ich sie noch nie erlebt.

»Dieser Mann muss bestraft werden! Er gehört hinter Schloss und Riegel!«, rief sie wütend, aber ich verstand nicht, was sie damit meinte.

»Er hat ein Messer. Das hält er mir nachts vor die Nase!«

»Mache dir keine Sorgen, meine kleine Zinhle. Er wird dir nichts mehr antun! Dafür werde ich sorgen.«

Ich solle nach Hause gehen und so tun, als sei nichts geschehen. Auf keinen Fall solle ich sagen, dass ich ihr etwas erzählt habe. Sie würde sich um alles kümmern.

Tante Phindile hatte einen Plan, von dem sie mir nichts erzählte und von dem ich mir nicht vorstellen konnte, wie er aussah. Ich war doch nur ein kleines Mädchen, das in die vierte Klasse ging und furchtbare Angst hatte. Auf Umwegen schlich ich mich zurück zu meiner Mbambo-Familie und tat, was Tante Phindile mir geraten hatte. Ich fegte den Hof und nahm später einen Eimer und ging zur öffentlichen Wasserstelle. Als ich noch nicht lange am Wasserhahn stand, kam plötzlich unsere Nachbarin mit einigen Kindern herbeigelaufen. Ich hörte sie schon von Weitem etwas rufen. Ich verstand nur einzelne Worte, die keinen Sinn ergeben wollten.

Außer Atem erreichten sie den Wasserhahn, wo der Strahl in meinen Eimer prasselte.

»Ein Auto! Vor eurer Hütte steht ein weißes Auto! Ein Mann und eine Frau fragen nach dir. Du sollst kommen. Schnell!«

»Ich kenne niemanden mit einem Auto.«

»Trotzdem! Schnell!«

Meine Nachbarin war vollkommen aufgelöst. Besucher mit Autos sah man hier selten. Zwei Fremde standen vor unserer Hütte und schauten in meine Richtung.

»Wir kommen von *child-live* und wollen dir helfen. Du brauchst keine Angst zu haben. Phindile Mbambo hat uns angerufen. Kennst du Phindile Mbambo? Bist du Zinhle?«, fragten sie mich.

Ich nickte, weil ich nicht wusste, was ich sagen sollte. Mit gesenktem Blick schaute ich unauffällig zum Eingang unserer Hütte, wo meine Stiefmutter in der Tür stand. Weitere Nachbarn versammelten sich, und der Mann und die Frau nahmen mich ein wenig beiseite.

»Ist es wahr, dass dein Bruder dich missbraucht?«, fragte mich die Frau. Es fielen Begriffe wie *rape* für Vergewaltigung und *abused child* für missbrauchtes Kind; ich konnte nichts damit anfangen. Ich war ein Kind, dem Schmerzen zugefügt worden waren. Gab es Kinder, denen es anders ging?

Ich verstand nicht, was sie meinte und was ich antworten sollte. Wo war Tante Phindile? Warum war sie nicht hier? Wer waren diese Fremden? Was sollte ich tun? Die Frau wollte wissen, ob Sipho mich nachts berührt hatte und mir wehgetan hatte. Ich nickte und schaute weiterhin zur Tür. Meine Angst brachte mich vollkommen durcheinander. Irgendwann bin ich zu den beiden Fremden ins Auto gestiegen. Mein Wassereimer blieb auf dem Gehweg zurück. In meiner kurzen Hose, einem zerschlissenen Hemd und mit nackten Füßen saß ich im Auto und kam mir plötzlich schmutzig vor. Ich trug keine Schuhe und hatte keinerlei Habseligkeiten bei mir.

Auf der Fahrt versuchten die Fremden mich zu beruhigen, aber ich verstand nicht, worum es ging. Ich wusste nicht, wohin sie mich brachten und konnte ihnen kaum zuhören. Ihre Stimmen waren freundlich, aber ich hatte trotzdem Angst. Während wir uns immer weiter von St. Wendolins entfernten, saß ich auf der Rückbank und sackte in mich zusammen. Was hatte ich getan, um mit diesen Fremden in einem Auto zu sitzen und wegzufahren? Wer waren sie, und wohin fuhren wir? Sie sprachen von einem Ort Namens *Valley View*. Dort gäbe es eine Kindernotaufnahme, ein Übergangsheim für Kinder, aber ich hatte noch nie etwas von solch einem Ort gehört. Der Wagen bog in eine Einfahrt, und ein Tor wurde geöffnet. Wenig später stand ich auch schon in einem Raum, der so sauber geputzt war, dass ich mir noch schmutziger vorkam. Die Haut meiner Füße war unter dem Staub, der sie bedeckte, kaum noch zu erkennen. Meine Zehennägel waren von dem rötlichen Lehm der Wasserstelle in St. Wendolins bedeckt.

Ich lugte in einen Saal, wo gedeckte Tische auf hungrige Esser warteten. Mir wurden Fragen gestellt, und dann sollte ich mich waschen. Eine Frau führte mich zum Waschraum, in dem nackte Kinder unter der Dusche standen. Ich schämte mich, aber schließlich stand auch ich unter einem Wasserstrahl und seifte mich ein. Manche Kinder schauten mich feindselig an, und ich rechnete schon mit Prügel; manche raunzten mir etwas zu, und ich hatte große Angst. Wir waren viele Kinder, und der Lärm war unbeschreiblich. Erst als eine ältere Frau uns zur Ruhe ermahnte, wurde es ein wenig erträglicher. Mein Blick traf sich mit dem von einigen Mädchen, die mich anlächelten. Die ältere Frau mit den grauen Locken sagte, ich solle mich beeilen. Dann bekam ich einen Bademantel gereicht. Er war rosafarben und roch nach frischer Wäsche. Mir gefiel die Farbe, und die Frau sagte, ich dürfe ihn behalten. Später bekam ich Unterwäsche, eine Hose und ein Hemd gereicht. Alles hatte die richtige Größe. Als ich am Nachmittag mit den Fremden vor der Hütte der Mbambos gestanden hatte, war meine sogenannte Familie gefragt worden, ob sie mir Kleidung mitgeben könnten. Ich hatte gehört, wie meine Pflegemutter sich geweigert und gesagt hatte, ich sei schließlich nicht ihre Tochter.

Im Schlafsaal standen seltsame Betten. Nie in meinem Leben hatte ich so etwas gesehen. Die Kinder schliefen übereinander, ein Bett war über dem anderen. Bisher hatte ich immer auf einer dünnen Matte auf dem Boden geschlafen. Hoffentlich musste ich auf keinen der Bettentürme klettern. Ich traute mich nicht, etwas zu sagen, aber zum Glück wurde ich zu einem der unten gelegenen Schlafplätze geführt. Als das Licht ausgeschaltet wurde, mussten wir ruhig sein und schlafen, aber ich hörte einige der Mädchen flüstern. Ich hatte immer noch Angst, wusste nicht, wo ich war und was aus mir werden würde. Ob sie mich wieder zurück nach St. Wendolins brachten? Ob sie mir überhaupt glaubten? Ob Tante Phindile mich hier findet? Obwohl es eine heiße Nacht war, zog ich mir die Decke bis über den Kopf und weinte.

Meist kümmerte sich eine Frau mit grauen Locken um uns. Von ihr war mir zum ersten Mal gesagt worden, dass ich eine schöne Stimme habe. Diese Erinnerung trage ich bis heute in meinem Herzen. In Valley View lungerten wir Kinder zumeist vor dem Haus herum und vertrieben uns so die Zeit. Den ganzen Tag war Musik aus einem Radio zu hören gewesen. Sobald ich einen Song mehrmals gehört hatte, fing ich an, ihn mitzusingen, selbst wenn ich die Sprache nicht kannte und kein einziges Wort verstand. Dort hatte ich zum ersten Mal ein besonderes Lied gehört.

Ngegazi lemwana ngiyosindiswa
By the blood of the lamb
I will be saved
Stay close to the Lord
Because he will help you through all your troubles
I know, yea, I know

Es waren vor allem Zulu-Lieder, die ich damals gesungen habe, denn ich konnte noch kein Wort Englisch. In Valley View war ich oft gebeten worden, den anderen etwas vorzusingen, aber ich habe mich nicht getraut.

Ich hatte mich gerade an die Frau mit den grauen Locken gewöhnt, als es hieß, ich müsse von Valley View fort in ein anderes Heim umziehen. Sofort hatte ich es mit der Angst zu tun bekommen und furchtbar geweint. Seit meiner Ankunft war ich von keinem Erwachsenen grundlos geschlagen worden. Ich fühlte mich halbwegs sicher, auch wenn das neue Leben noch fremd war. Man erklärte mir, ich müsse wieder zur Schule gehen, und das sei in Valley View nicht möglich. Die Fahrt mit der Sozialarbeiterin, die mich zum Waisenhaus St. Philomena's brachte, war eine Fahrt ins Ungewisse. Ich hatte schon so viel Übles erlebt, dass meine Fantasie jede Hoffnung schwarzmalte.

Und ich war in Sorge, dass man mir erneut Fragen stellte und herausfand, was Sipho mit mir gemacht hatte. Ich wollte nicht von der Schande, wie Tante Phindile es genannt hatte, erzählen müssen.

Ich wollte nie, nie wieder daran erinnert werden.

Vor dem großen Tor von St. Phil's war ein Schild mit einer Gravur angebracht, die mir aber erst sehr viel später auffiel, als ich die englischen Worte auch lesen konnte: *Anchored in God*. Die Aufschrift bildete einen Halbkreis über einem Kreuz und einem Anker. Die Ankerkette hielt das Kreuz, oder aber das Kreuz gab dem Anker Halt. Uncle Patrick sprach oft über die Verankerung im Glauben, dem Halt, den der Glaube an Gott den Menschen gibt. Ein Halt, der etwas Festes und Beständiges ist. Er sprach in der Kapelle oft über unser *Haus für Kinder.* Nie sagte er *Waisenhaus*, sondern immer *unser Haus für Kinder, unsere Mission für Waisen und verletzte Kinder.* Mit Gottes Hilfe würde er unser *Haus für Kinder* führen und uns nach bestem Wissen und Gewissen erziehen.

Ich kam in dieses Haus für Kinder und lernte ein neues Leben kennen. Fürsorge, Respekt und Liebe hatte ich bisher kaum erfahren. Tante Phindile hatte mir eine Ahnung davon geschenkt. Mit meinem Umzug nach St. Philomena's konnte ich gewiss sein, umsorgt, geachtet und beschützt zu werden. Doch es brauchte Zeit, bis ich Vertrauen fasste.

13 *Guardian angel*

St. Philomena's war, ohne dass ich es bemerkt hatte, mein Zuhause geworden. Aunty Glenda war der wichtigste Mensch in meinem Leben, aber auch Uncle Patrick und die anderen Betreuerinnen und Andreas waren mir ans Herz gewachsen. Jetzt, wo ich das Haus für Kinder längst verlassen hatte, und schon seit gut einem Jahr im Wohnhaus lebte, spürte ich den Abschiedsschmerz immer deutlicher. Wie würde es erst werden, wenn ich allein leben müsste. Diesen Gedanken schob ich schnell beiseite. Allein leben kam für mich noch nicht infrage.

Aunty Glenda nahm meine Zukunftssorgen ernst. Sie begann, nach einer geeigneten Pflegefamilie für mich zu suchen. Zwar blieben mir noch einige Monate in dem hübschen Wohnhaus in Sydenham, aber sie meinte, es wäre besser, sich jetzt schon einmal zu kümmern.

»Das Wochenende bist du bei einer alleinstehenden Frau eingeladen, die sich über eine erwachsene Pflegetochter wie dich sehr freuen würde«, sagte Aunty Glenda dann eines Abends beim Essen.

»Eine Weiße?«, fragte ich vorsichtig.

»Nein, eine Zulu. Du wirst sie sicher mögen.«

Mir fielen die Pflegefamilien ein, bei denen ich früher so manches Wochenende und auch oft Weihnachten verbracht hatte. Ich hatte mich vor allem bei einer weißen Familie, so liebevoll alle zu mir waren, nicht wohlgefühlt. Durch die unterschiedliche

Hautfarbe war ich in den Kreisen der Familie ständig aufgefallen und als nur angenommenes Kind erkannt worden. Ein Gast.

Über mehrere Jahre hinweg hatte mich eine wohlhabende weiße Frau, Tante Pauline, immer mal wieder zu sich nach Hause geholt. An Wochenenden, Feiertagen und Weihnachten. Bei Tante Pauline und ihrer Familie sollte ich ein Leben außerhalb unseres Heims kennenlernen. Sie ahnen bis heute nicht, wie unangenehm es mir in manchen Momenten war, mit ihnen gemeinsam in der Öffentlichkeit gesehen zu werden. Sie waren lieb zu mir, besonders Tante Pauline, aber sie waren weiß und ich schwarz. Ihre Welt war nicht meine. Am schlimmsten war das Weihnachtsfest für mich. Sie nahmen mich dann mit in die Kirche, wo wir Kerzen entzündeten und gemeinsam der Christmette lauschten. Ich versuchte immer, mich hinter Pauline zu verstecken und mich unsichtbar zu machen. Die anderen Kirchgänger haben mich trotzdem angestarrt. Ihre Blicke durchbohrten mich wie Pfeile, so habe ich es zumindest empfunden. Meistens schaute ich zu Boden, aber wenn ich aus den Augenwinkeln spähte, dann habe ich die Fragen von ihren Gesichtern ablesen können: *Schau mal! Ein schwarzes Mädchen mit einer weißen Familie … Was stimmt nicht mir ihr? Hat sie keine eigene Familie? Was macht sie hier? Wer ist sie? Wo ist ihre Mutter?*

Trotz aller Blicke versuchte ich, mich auf die Christmette zu konzentrieren und mir die Geburt Jesus in einem Stall in Bethlehem auszumalen.

Wenn ich im Gotteshaus eine Kerze entzündete, musste ich unentwegt an meine Mutter denken. Das Licht war für sie bestimmt, die Flamme sollte für sie allein leuchten. Während sich der Docht unter meinem Streichholz entflammte, sprach ich ein Gebet für meine liebe Mami und stellte mir vor, das Weihnachtsfest mit ihr zu verbringen. Ganz egal wo. Und wenn es in einer ärmlichen Hütte in einem Township war. Ohne Geschenke und ohne Festmahl.

Ich hatte Mühe, der Heiligen Messe zu folgen, so stark war ich von meiner Sehnsucht und meinem Kummer abgelenkt. Wenn ich doch nur unter meinesgleichen hätte feiern können. Wenn ich doch nur eine eigene Familie hätte. Manchmal wünschte ich mir sogar, die Festtage im Kinderheim zu verbringen.

Am meisten fürchtete ich mich davor, nach meiner Mutter gefragt zu werden. Die schlichte Frage »Wo ist denn deine Mami?« konnte mich vollkommen aus dem Konzept bringen. Dann löschten die Tränen mein freundliches Lächeln.

Im Hause von Paulines Familie fiel es mir leichter, allein unter Weißen zu sein. Dort stellte niemand lästige Fragen. Meine Gastgeber meinten es gut mit mir; ich spürte ihre Wärme und Zuneigung. Unterm Weihnachtsbaum lagen Geschenke. Auch für mich war immer etwas dabei, ganz so, als würde ich zur Familie gehören. Fast hatte ich das Gefühl, mehr Geschenke zu bekommen als die leiblichen Kinder und Enkelkinder im Haus.

Es heißt, Weihnachten sei die Zeit des Lächelns und der Freude. Im Moment der Bescherung nehmen sich die Menschen in den Arm. Mütter umarmen und küssen ihre Kinder, und Kinder umarmen und küssen ihre Mütter. Wie mag es sich anfühlen, die eigene Mutter zu umarmen? Ist es das wunderbarste Gefühl auf Erden? Steigt ein vertrauter Duft in die Nase, wenn man sich an sie schmiegt, wenn ihre Haare über das eigene Gesicht streichen und man die zarte Haut ihres Halses mit den Lippen berührt? Wie mögen sich ihre Arme anfühlen, wenn sie sich um deine legen? Wie umarmt eine Mutter ihr Kind?

Sobald die Bescherung im Haus meiner weißen Gastfamilie vorüber und es spät genug geworden war, verkroch ich mich unter meine Decke und weinte mich in den Schlaf.

Die anderen Besuchstage und Ferienzeiten bei meiner Gastfamilie verbrachten wir meist am Swimmingpool, um der

Hitze zu entgehen. Ich habe mit den Kindern gespielt und mich in vielen Momenten glücklich gefühlt. Wie bei allen anderen wohlhabenden Familien spielte sich das Leben hinter hohen Zäunen ab, und so habe ich Paulines Haus und ihren Garten manchmal wie fern ab von meiner eigenen Welt empfunden. Es gab nur uns, den Swimmingpool und die endlosen Ferientage.

Es war März, und die feuchte Hitze des Sommers machte Durban zu einer dampfenden Stadt. Wir hatten Osterferien, und ich besuchte meine neue Pflegemutter für ein paar Tage. Schon zwei Mal war ich für einen Nachmittag bei ihr gewesen, jetzt wollte ich sie besser kennenlernen.

»Willkommen Zinhle, ich bin Thula«, hatte sie sich beim ersten Treffen vorgestellt und mich herzlich in ihre Arme geschlossen.

Sie war eine traditionelle Zulu-Frau, die ohne Mann und Kinder geblieben war. Thula war streng mit mir. Obwohl es Ferien waren, durfte ich morgens nicht ausschlafen.

»Zulu-Frauen stehen jeden Morgen zeitig auf und kümmern sich um den Haushalt«, erklärte sie mir.

Ich erwiderte nichts auf ihre Belehrungen und richtete mich nach ihrem Rhythmus, um sie nicht zu verärgern.

Nach ein paar Tagen erzählte sie mir, dass sie gern eine eigene Familie gehabt hätte und in mir gern die Tochter sehen wolle, die sie nie gehabt habe.

Ich fühlte mich bei Thula nicht wirklich wohl, aber ich wollte uns noch Zeit geben, sodass ich mit der Absicht, weitere Besuche zu versuchen, aus dem Ferienaufenthalt ins Wohnhaus nach Sydenham zurückkehrte.

Ich lernte die nächsten Monate viel für die Schule, um einen guten Abschluss zu schaffen, und allmählich überstrahlte die Vorfreude auf das traditionelle Abschlussfest allen Kummer. Ich träumte von einem langen roten Ballkleid. Doch solch ein Kleid war viel zu teuer ... es sei denn, ich suchte mir einen Job, um etwas Geld sparen zu können. Ich hatte Glück, ein Supermarkt suchte Putzhilfen.

Als ich eines Abends von meinem neuen Job nach Hause kam, saß Andreas, mein Firmpate, mit Aunty Glenda in der Küche.

»Hi, Zinhle«, sagte er. »Schön, dass du kommst. Ich habe schon auf dich gewartet.«

Ich begrüßte Andreas verwundert, sonst sahen wir uns eigentlich nur bei den Chorproben. »Was gibt's denn?«

»Setz dich erst mal. Ich habe da so eine Idee ...« Und dann fragte er: »Hättest du Lust, mit einer deutschen Journalistin über deine Lebensgeschichte zu sprechen?«

»Meine Lebensgeschichte?« Ich wusste im Moment nicht, was genau er meinte. Ich konnte doch unmöglich wildfremden Menschen von meinen quälenden Geheimnissen erzählen.

»Du hast schon so viel erlebt und du bist so ein starkes Mädchen. Dein Lachen schenkt anderen Kraft«, sagte er. »Wenn du von dem Leben mit HIV erzählst, dann werden die Menschen zuhören.«

Den Menschen von HIV erzählen. Über HIV aufklären. Dieser Gedanke gefiel mir. Dennoch blickte ich Andreas skeptisch an, musste aber auch grinsen. Ein starkes Mädchen, dem man zuhört, so sah er mich also.

»Diese Journalistin heißt Beatrix Gramlich und ist eine Missio-Mitarbeiterin. Sie ist gerade –«

»Missio?«

»Das ist ein internationales katholische Missionswerk in Deutschland. Es unterstützt auch St. Philomena's bei der Arbeit mit Waisenkindern. Und Beatrix arbeitet an einer Kampagne, die sich *Schutzengel* nennt. Damit soll in Deutschland über die

Situation von aidskranken Kindern in Afrika informiert und zu Spenden aufgerufen werden, die den Betroffenen helfen. Beatrix ist schon seit ein paar Tagen hier und hat bereits mit ein paar infizierten Kindern und Jugendlichen Kontakt aufgenommen. Möchtest du nicht auch mit ihr sprechen? Es kann so vielen Kindern bei uns geholfen werden, wenn die Kampagne gut läuft.«

Aunty Glenda nickte bedächtig. Ihr schien die Idee zu gefallen.

»Aber was soll ich ihr denn erzählen …«

»Deine Erfahrungen sind etwas Besonderes. Sie zeigen eine Seite des Lebens und der Krankheit, die den meisten Menschen in Deutschland fremd ist.«

»Okay«, hörte ich mich auf einmal sagen. Aber eine Vorstellung davon, was auf mich zukam, hatte ich nicht wirklich.

»Das freut mich!«, rief Andreas, und seine Mundwinkel zogen sich in die Breite. Dann wurde er noch einmal ernst. »Du kannst das Interview jederzeit abbrechen, hörst du? Wenn dich die Erinnerungen und Gespräche zu stark belasten, sagst du einfach, dass es nicht geht.«

Aber die Vorstellung, ein Schutzengel – ein *guardian angel* – zu werden, gefiel mir. Wenn ich ohnehin nicht mehr lange auf der Welt sein würde, dann wollte ich wenigstens dazu beitragen, dass es anderen HIV-infizierten Kindern ein wenig besser ging.

Ein paar Tage später besuchte mich die Missio-Mitarbeiterin Beatrix Gramlich im John-Ross-Hochhaus über den Dächern von Durban, wo meine Pflegemutter-auf-Probe ihr kleines Appartement bewohnte. Etwas später wollte auch noch ein Fotograf dazukommen.

Thula hatte noch etwas zu erledigen und ließ uns allein. Ich kochte Tee für Beatrix und mich, und schon bald plauderten wir miteinander. Es war das erste Mal, dass ich einer völlig fremden

Person Details aus meinem Leben erzählte. Die Journalistin war nett und schien bereits einiges über mich zu wissen. Ich musste ihr nicht jede Kleinigkeit erzählen.

Nach einer Weile merkte ich, dass es mir gar nicht so viel ausmachte, Geschichten aus meinem Leben zu erzählen. Im Gegenteil, es tat sogar gut, Worte für meine Situation zu finden und eine Zuhörerin zu haben. Und Beatrix hörte mir aufmerksam zu, sie nahm aufrichtig Anteil.

Ich hatte jetzt keinerlei Bedenken mehr, dieser deutschen Frau über meine Ängste und Gefühle zu berichten.

»Nimmst du Medikamente?«, fragte Beatrix mich unvermittelt.

»Nein, jedenfalls keine ARVs. Ich nehme nur harmlose Stärkungsmittel, aber keine antiretroviralen Medikamente. Das möchte ich auch nicht.«

Verdutzt blickte sie mich an. »Du würdest diese Medikamente auch nicht nehmen, wenn dein Arzt sie dir verordnet und du Zugang dazu hättest? Verstehe ich dich richtig?«

»Ja. Auch wenn meine Blutwerte die kritische Marke erreicht haben, werde ich diese Medikamente nicht nehmen. Ich vertraue auf Gott. Er hat einen Plan für mich. Ich bin sehr gläubig …«

»Ich möchte dir nicht zu nahetreten, aber du willst wirklich auf die Therapie verzichten, wenn bei dir AIDS ausbricht?«

»Ja!«

»Das verstehe ich nicht, Zinhle. Diese Medikamente könnten doch dein Leben verlängern.«

»Ich glaube nicht, dass diese Medikamente wirklich helfen. Sie sind sehr stark. Sie vergiften den Körper nur. Und wenn meine Zeit gekommen ist, dann muss ich gehen.«

Beatrix schwieg bedrückt.

Aber ich wusste nicht, wie ich es ihr anders erklären sollte. Mein Schicksal liegt in Gottes Händen. Das ist mein Glaube.

Ich stellte das Radio an, und es lief gerade ein Gospel, in das ich sogleich einstimmte.

»Du hast eine wunderschöne Stimme«, sagte Beatrix hinterher.

Ich dankte ihr mit einem Lächeln für das Kompliment.

Kurz darauf kam der Fotograf dazu, und er fragte, ob wir auf das Dach des Hochhauses gehen könnten. Er wollte mich vor der Kulisse der Millionenstadt Durban mit dem Indischen Ozean im Hintergrund ablichten.

Nachdem er mehrere Fotos geschossen hatte, standen wir noch eine Weile auf dem Dach und betrachteten die Spielzeugwelt unter uns. »Was glaubst du, Beatrix? Tut es weh, wenn man sich hier hinunterstürzt? Leidet man noch, wenn man unten liegt?«

Beatrix legte schnell den Arm um mich.

Aber sie musste keine Sorge haben, mein Glaube beschützte mich.

14 Tanzen ist leben

Mein Firmpate Andreas zeigte mir später den Artikel von Beatrix Gramlich in einem Magazin von Missio und übersetzte ihn mir. *Was vom Leben übrig bleibt* lautete die Überschrift. Die Geschichte von Zanele, diesen Namen hatte ich mir zum Schutz ausgesucht, klang traurig, aber es schimmerte auch Trost durch. Auf den Fotos wirkte ich schwermütig; aber Andreas sagte, ich sehe hübsch aus. Nun wussten Menschen im fernen Deutschland etwas über mich und mein Leben. Die Vorstellung war so abstrakt, dass sie mich nicht wirklich berührte. Ich kannte weder das Land noch die Menschen, die sich nun ein Bild von einer HIV-infizierten jungen Frau in Durban, Südafrika, machten.

Es kostete mich bereits eine Menge Kraft, die Reaktion meiner eigenen Landsleute auf dieses Thema einzuschätzen und mit ihren Reaktionen fertig zu werden. In meiner Abschlussklasse fand ein Workshop zur HIV-Aids-Problematik statt, und alle Schüler mussten daran teilnehmen. Eine meiner Klassenkameradinnen hatte mich während der Unterrichtseinheit angestupst und mir zugeflüstert: »Ist das nicht furchtbar? Also ich will nichts mit diesen Aids-Kranken zu tun haben. Ich würde niemals einen von ihnen anfassen.«

»Ich bin eine von ihnen. Ich bin HIV-positiv«, sagte ich, ohne lange zu überlegen, und das Herz schlug mir bis zum Hals. »Und du fasst mich an, seitdem wir uns kennen. Und, ist dir irgendetwas passiert?« Meine Stimme bebte vor Aufregung. »Es kann dir nichts passieren, bloß weil du jemanden berührst, der den Virus hat«, versuchte ich, sie aufzuklären.

Ich schaute in ihr vollkommen verdutztes Gesicht. Meine *Beichte* war spontan gekommen. Ich wollte damit kein Mitleid schinden, sondern hatte einzig und allein das Verlangen, sie aufzuklären. Es gab häufig Momente, in denen ich gern etwas über den Virus in meinem Körper gesagt hätte, aber ich wusste nicht, wie. Wenn ich dieses Bedürfnis unterdrückte, dann breitete sich in mir eine schwer erträgliche Launenhaftigkeit aus. Ich wusste dann nicht mehr ein und aus, und meine Mitmenschen mussten darunter leiden. Es ist bis heute nicht einfach, den richtigen Weg zu finden.

»Die *Schutzengel*-Kampagne ist sehr erfolgreich, Zinhle!«, rief Andreas mir schon von Weitem zu, als ich Wochen später durch das Tor von St. Philomena's schritt.

Er hatte mich gebeten, bei ihm vorbeizukommen, und wir setzten uns in den Garten. »Zinhle, kannst du dir vorstellen, deine Geschichte noch einmal vor einer laufenden Kamera zu erzählen?«

»Du meinst für einen Fernsehbericht?«, fragte ich überrascht.

»Nein. Für einen deutschen Dokumentarfilm.«

Ich fühlte mich geschmeichelt. Das musste heißen, dass sich Menschen in Deutschland für mein Schicksal, für das Schicksal von uns HIV-Infizierten in Südafrika interessierten. Meine Geschichte, die Bilder von mir, hatten also etwas bewirkt, und nun sollte ich … Aber gehe ich nicht das Risiko ein, dass viele fremde Menschen zu viel Privates über mich wissen. Kaum jemand wusste, dass ich ein *abandoned child*, ein verlassenes Kind, war. Das Gleiche galt für meinen positiven Status. In meinem normalen Umfeld waren diese Themen weitgehend tabu. Ich zumindest hatte bisher vermieden, darüber zu sprechen. Es kam mir nicht über die Lippen. Es ist in Südafrika nicht üblich, über Aids öffentlich zu reden.

Andreas entging meine Nachdenklichkeit natürlich nicht.

»Der Film ist ausschließlich für ein deutschsprachiges Publikum gedacht und wird niemals in Südafrika gezeigt werden. Falls du Bedenken hast …«

Wenn ich eine Ahnung davon gehabt hätte, wie die verschiedenen Lebensstationen im Film dargestellt würden, wenn ich geahnt hätte, wohin man mich führen würde, dann hätte ich wahrscheinlich Bedenken gehabt und wäre gar nicht weiter darauf eingegangen. Aber mich überwältigte es, dass es in diesem fernen Land in Europa Menschen gab, die etwas über mich, über mein Land und über unsere Probleme mit HIV und Aids erfahren wollten. Wie konnte ich es verwehren?

Die Wochen vor meinen Abschlussprüfungen vergingen wie im Flug. Und noch immer hatten ich und einige der anderen Abiturientinnen kein Ballkleid! Das musste sich unbedingt ändern. Aunty Glenda zog mit den Mädchen aus unserem Haus, die zum Abschlussball gingen, los, und jede von uns fand ihr Traumkleid. Wir drehten uns nacheinander im Spiegel, berieten uns gegenseitig, kicherten, wenn eine mal fast wieder über den Saum eines Kleides gestolpert wäre, machten begeistert Komplimente, wenn ein Kleid so richtig gut aussah, und hatten unseren hellen Spaß.

Endlich war ich an der Reihe. Ich hatte lange auf ein Kleid gespart, und in der Umkleide befühlte ich immer wieder den glänzenden hellroten Stoff, strich über meine Taille und zupfte den Ausschnitt zurecht. Dann legte ich mir die duftige Stola um die Schultern und trat erhobenen Hauptes mit einem breiten Smiley-Lachen aus der Kabine heraus.

Helen, meine Zimmerkollegin, pfiff durch die Zähne.

»Zinhle, du siehst wunderhübsch aus!«, rief Aunty Glenda,

und die anderen Mädchen nickten begeistert und machten mir ebenfalls Komplimente. Als wir bezahlt hatten, war Aunty Glenda verschwunden. Wir dachten zuerst, sie würde bereits draußen auf uns warten, dann erklang dumpf ihre Stimme aus einer der hinteren Umkleidekabinen. Mit offenen Mündern sahen wir zu, wie Aunty Glenda, die wegen ihrer Fülle sonst eher nichts Figurbetontes trug und die man sonst eher als Modemuffel bezeichnen konnte, in einem umwerfend schicken Kleid in edlem Violettton vor den Spiegel trat.

»Wow! Aunty Glenda, du willst uns wohl die Show stehlen!«, rief Helen.

Aunty Glenda winkte ab. »Kinder, das ist schwer möglich, von euch ist ja eine hübscher als die andere, da kann ich alte Frau nicht mehr mithalten.« Wir mussten vor allem über ihr Gesicht, das sie dazu machte, lachen.

Nachdem auch Aunty Glenda gezahlt hatte, gingen wir alle zusammen beschwingt nach Hause, und in Gedanken sah bestimmt nicht nur ich mich schon über die Tanzfläche schweben. Vor lauter Freude auf den Ball vergaß ich fast das deutsche Filmteam.

Die Filmautorin Dorothee Luther und der Regisseur Alexander Thümmler kamen kurz vor dem Ende der Schulzeit nach Durban. Während sie die Dreharbeiten vorbereiteten und sich mit unzähligen Leuten besprachen und Genehmigungen einholten, war ich noch mit allerletzten Prüfungen beschäftigt.

Und dann hatte ich nur noch den Ball im Kopf.

Als sei das Ereignis an sich nicht schon aufregend genug, wollten Dorothee und Alexander mich auf das Fest begleiten und ein paar Szenen drehen.

So würde es wenigstens genug Bilder von mir in meinem roten Traumkleid geben, dachte ich, und außerdem fand ich es ungeheuer spannend, im Mittelpunkt der Produktion zu stehen. Als ich am Nachmittag das Kleid angezogen hatte und mich in Ruhe schminken wollte, standen Dorothee und Alexander plötzlich schon vor der Tür.

»Stört es dich, wenn wir jetzt schon mal drehen?«, fragte die Filmautorin. »Ich fände es schön, deine Vorfreude einzufangen und den Film zu starten, wie du dich hübsch machst ...«

»Wie ein ganz normales Mädchen«, hätte ich am liebsten ergänzt und war für einen kurzen Moment traurig. Es war bei uns tatsächlich nicht selbstverständlich, dass ein HIV-infiziertes Mädchen den höchsten Schulabschluss erlangte und zu einem Abschlussball ging. Andere bekamen diese Chance erst gar nicht, hatten nie eine Schule besucht, nicht das nötige Geld, keine Kraft fürs Lernen, geschweige denn für einen Putzjob nebenher – wie viele waren vorher wohl verstorben?

Ich zwang mich zu einem Lächeln. Dieser Tag war nicht dazu da, um Trübsal zu blasen. Heute war einer der schönsten Tage in meinem Leben. Ich würde feiern. Ich würde tanzen. Ich wollte keinen weiteren Gedanken an HIV verschwenden. *Nur den Abend genießen. Unbeschwert sein. Ja – wie ein ganz normales Mädchen!*

Die Abschlussfeier fand in einem großen Saal eines Hotels statt, der festlich geschmückt war. Es gab einen ersten offiziellen Teil des Abends, mit diversen Reden und der Zeugnisübergabe. Jeder Schüler und jede Schülerin erhielt Applaus an diesem Abend. Nachdem die letzte Rede gehalten und das letzte Zeugnis vergeben war, wurde Musik gespielt, und ich stürzte mich gleich bei den ersten Takten auf die Tanzfläche. Darauf hatte ich mich schon wochenlang gefreut. Die Musik ließ mich alles vergessen, selbst das Filmteam und die laufende Kamera, ich gab mich ganz dem Rhythmus hin und tanzte Song um Song. Ich nahm nichts mehr um mich herum wahr, war ganz bei mir und empfand ein tiefes Glück. *Tanzen ist leben.*

Ich machte nur wenige Pausen, um etwas zu trinken, dann fotografierte Alexander mich mit meinen Klassenkameradinnen, von denen jede ein bezauberndes Kleid trug.

Ich hätte am liebsten bis in den Morgen hinein getanzt.

Bereits am nächsten Vormittag, ich fühlte mich dann doch ein wenig erschöpft von der langen Nacht, kamen Dorothee und Alexander, um mit mir mögliche Szenen für den Film zu besprechen. Sie hatten sich Drehorte ausgedacht, um meine verschiedenen Lebensstationen im Film darzustellen. In den folgenden Tagen fuhren wir an die unterschiedlichsten Orte, wo sie Einstellungen ausprobierten, unzählige Szenen filmten und Pläne zugunsten neuer Ideen verwarfen. Wir waren jeden Tag von morgens bis abends beschäftigt, und ich wunderte mich über die mögliche Länge des Films.

Es war ausgeschlossen, in meinem früheren Township, in St. Wendolins, zu filmen, aber Dorothee und Alexander hatten immer wieder neue Ideen, wie bestimmte Phasen meines Lebens passend dargestellt werden konnten. Je länger wir zusammen arbeiteten, desto leichter fiel es mir, auch über die schmerzhaftesten Erlebnisse zu sprechen. Selbst über Siphos Missbrauch an meinem kindlichen Körper und meiner Seele konnte ich reden. Als Bild für diesen Albtraum filmten sie mich, wie ich mit geschlossenen Augen auf der rotierenden Scheibe eines Spielplatzgerätes lag. Eine deutsche Sprecherin würde später dazu meine Geschichte erzählen.

Der schwierigste Teil der Dreharbeiten fand im St. Mary's Hospital am Rande von Durban statt. Es war geplant, mich dort im Gespräch mit Aids-Erkrankten zu filmen. Und so saß ich unvermittelt am Bett eines sterbenden Mannes, der nur noch aus Haut und Knochen bestand. Was sollte ich ihm sagen, was ihm auf den Weg in eine andere Welt mitgeben? Ich war eine junge Frau, gerade mal achtzehn Jahre alt, hatte mein Abitur gemacht und vor wenigen Abenden den Abschlussball gefeiert. Ich war HIV-positiv, aber mein Körper noch stark genug, sich gegen den Virus zu wehren. Das Team fand die Szene rührend, aber ich sah mich selbst dort liegen. Meine Traurigkeit versteckte ich. Ich saß am Bett des Todgeweihten, lächelte ihn mitfühlend an, während die Kamera lief; die Stimme des Mannes klang wie die eines Kindes, so schwach war sie. Nur mit Mühe konnte ich sein Flehen um Erlösung verstehen. Trotz der sommerlichen Hitze war er in dicke Decken gehüllt. Ich wusste noch immer nicht, was ich überhaupt sagen konnte, und versuchte, mein Entsetzen zu verstecken. Diesem Mann konnte ganz offensichtlich nicht mehr geholfen werden. Aber schweigend neben ihm zu sitzen machte die unerträgliche Situation nur noch schlimmer. Schließlich betete ich für ihn, während er mich aus großen Augenhöhlen heraus anschaute und mir damit noch mehr Angst machte. Ich schwor mir, nie wieder eine Aidsstation aufzusuchen.

Als ich für die nächste Szene am Bett eines Mädchens saß, musste ich mich gegen alle aufsteigenden Gefühle zwingen, um erneut ein lächelndes Gesicht zu zeigen. Sie sagte, ihr Name sei Sindisu. Sie weinte, und ich nahm sie in den Arm. Ich schätzte sie auf acht Jahre, aber jemand sagte, sie sei schon zwölf.

»Meine Mama kommt mich nicht besuchen«, sagte Sindisu unter Tränen. »Schon lange nicht mehr. Sie kommt nicht wieder. Ich will nicht länger hierbleiben.«

Ich fühlte, wie furchtbar abgemagert der Körper des Mädchens war, als es in meinen Armen lag. Sie krallte ihre kleinen spindeldünnen Finger in meine Hand. Das Team bat mich, die Worte der Kleinen aus isiZulu ins Englische zu übersetzen, aber meine Kehle war wie zugeschnürt, so fest, dass ich kaum meine Tränen hinunterschlucken konnte.

»Warum kommt meine Mama nicht?«, fragte mich das Mädchen, und ich suchte verzweifelt nach einer tröstenden Erklärung. »Nimm du mich mit! Ich werde ein liebes Mädchen sein. Ich kann dir helfen. Wasser holen und den Hof fegen.«

Ich wollte wegrennen, ganz weit weg, und diesem Mädchen nie wieder in die Augen sehen müssen. Nie wieder zurück zu ihrem Schicksal und zu ihrer Verzweiflung. Aber ich blieb an ihrem Bett sitzen und stellte mir vor, an ihrer Stelle zu sein.

»Deine Mama wird wiederkommen. Du musst noch ein wenig warten«, hörte ich mich sagen.

Das Bild des traurigen Mädchens taucht heute noch in meinen Träumen auf. Manchmal sehe ich mich selbst in einem der Krankenhausbetten liegen, ebenso abgemagert wie das Kind und der alte Mann. Zum Zeitpunkt unserer Dreharbeiten, im November 2003, war diesen Patienten kaum zu helfen. Es gab damals noch keine antiretrovirale Therapie bei uns, schon gar keine kindgerechte, die den Kleinsten das Überleben ermöglicht hätte. In den reichen Ländern des Nordens, dort wo neue Präparate entwickelt wurden, bestand daran kaum Bedarf.

Dorothee und Alexander sagten, es werde nicht lange dauern, bis der Film im deutschen Fernsehen gezeigt werde. Er sollte *Sie nennen mich Smiley* heißen.

Beim Abschied von den beiden war ich überzeugt davon, dass es viele Menschen geben musste, die sich für die Aids-Problematik in Südafrika interessierten. Warum sonst hatten die beiden Deutschen sich so viel Mühe gegeben und so viele Einstellungen gedreht? Es musste doch einen Sinn haben.

Später habe ich erfahren, dass der Film den Medienpreis 2004 der Deutschen AIDS-Stiftung erhalten hat. Dorothee hatte mich sogar nach Deutschland eingeladen, um bei der Verleihung anwesend zu sein. Aber ausgerechnet zu jener Zeit verschlechterte sich mein Gesundheitszustand. Mein behandelnder Arzt wollte meine Blutwerte unter Kontrolle behalten und riet mir von einer Reise ab.

15 »Fürchte dich nicht«

In Südafrika gab es erstmals Zugang zu antiretroviralen Medikamenten. Und für mich gab es fortan kein Entkommen mehr vor diesem Thema. Unentwegt wurde über die Medizin berichtet, die ein Weiterleben nach dem Ausbruch von Aids ermöglichte. Meine Betreuer, Uncle Patrick und die Ärzte im McCord Hospital waren hoffnungsvoll. Doch in den Medien überwogen Skepsis und kritische Stimmen. Ich war verstört, und meine Vertrauenspersonen sorgten sich um meine Einstellung.

»Wenn Gott gewollt hat, dass ich an Aids erkranke, dann wird er seine Gründe dafür haben. Warum soll ich mit Medikamenten dagegen ankämpfen? Ich werde mich fügen«, sagte ich zu Uncle Patrick.

»Zinhle, Gott ist Leben! Gott will, dass du lebst. Es gibt Mittel, die dich noch lange weiterleben lassen.«

»Ich werde so lange leben, wie Gott es gewollt hat. Ohne Mittel.«

»Du hast eine Zukunft, auch wenn du jetzt vielleicht anders darüber denkst. Gehe nicht leichtfertig damit um.«

»Und was war mit Dombie? Gott hat sie längst zu sich geholt. Bald bin sicher ich an der Reihe.«

»So muss es nicht sein. Im McCord Hospital bist du in besten Händen. Schenke den Ärzten Vertrauen. Nutze die Chance. Noch bist du stark! Wenn es so weit ist, wenn deine Werte die kritische Marke erreicht haben, dann solltest du unbedingt mit der ARV-Behandlung beginnen. Bitte!«

Uncle Patrick versuchte, mich mit allen Mitteln zu überzeugen. Millionen Infizierter hätten keinen Zugang zu ARVs, keine Wahlmöglichkeiten und würden nichts lieber einnehmen als die Wundermittel der modernen Medizin, die ihnen ein fast normales Weiterleben ermöglichten. Und ich, die diesen Zugang habe, ginge leichtfertig mit meinem Leben um.

Ich sah das anders. Ich war müde und traurig und empfand es als Auflehnung gegen Gott, wenn ich meinen Körper mit einer Handvoll Tabletten gegen Krankheiten wappnete, die mein geschwächtes Immunsystem über kurz oder lang attackierten. Zudem hatte ich Angst vor den Präparaten, über die ständig verbreitet wurde, sie seien stark wie Gift und hätten schon viele Menschen getötet. Mir blieben drei Monate bis zum nächsten Bluttest, aber ich konnte mir beim besten Willen nicht vorstellen, meine Meinung bis dahin zu ändern.

Mit Thula, meiner Pflegemutter-auf-Probe aus dem Ross-Hochhaus, kam ich auf Dauer nicht zurecht. Wenn ich an den Wochenenden zu ihr kam, war sie immer häufiger nicht zu Hause und ließ mich allein in der Wohnung zurück. Aber was sollte ich dort den ganzen Tag allein unternehmen? Ich war auf der Suche nach einer richtigen Gastfamilie. Eine sogenannte Pflegemutter, in deren Leben offenbar wenig Platz für eine erwachsene Pflegetochter war, konnte mir kein neues Zuhause bieten.

Kurzzeitig traf ich mich mit einer Krankenschwester, die meine Pflegemutter werden wollte und von St. Philomena's an mich vermittelt worden war. Diese Frau wünschte, dass ich meinen Familiennamen änderte und ihren Namen annahm. Das kam mir merkwürdig vor, weil wir uns doch kaum kannten. Ich fürchtete ihre Vereinnahmung, und ich wollte meinen Namen behalten. Er gehörte zu mir, auch wenn ich ihn von einer Familie bekommen hatte, die nur selten freundlich mit mir umgegangen war. Ich war in eine Zwickmühle geraten. Nachdem ich inzwischen zwanzig Jahre alt war, mein Abitur längst in der Tasche hatte und zu alt für das Leben in einer betreuten Einrichtung geworden war, fühlte ich mich trotzdem noch zu jung für ein Leben allein. Außerdem konnte ich mir keine eigene Wohnung leisten. Ich musste dringend eine passende Pflegefamilie finden. Aunty Glenda und Uncle Patrick unterstützten mich bei der Suche.

Schließlich lernte ich Granny kennen. So wurde die ältere Dame genannt, die im Stadtteil Woodlands mit ihrer Tochter und zwei Enkelkindern ein kleines Haus bewohnte. Gleich nach dem Weihnachtsfest 2005 zog ich bei ihnen ein. Granny war eine kleine Frau, die immer ein Kopftuch und eine Schürze trug. Ihr Gesicht war von Falten durchzogen, und wenn sie lächelte, wirkte sie humorvoll und unkompliziert. Es gefiel mir, dass sie das Alter einer Großmutter erreicht hatte, denn ich stellte mir vor, sie sei erfahren in den wichtigen Fragen des Lebens. Es störte mich nicht sonderlich, dass ich kein eigenes Zimmer bewohnen konnte, sondern am Abend meine Schlafmatte auf dem Boden ausrollen musste und neben dem Bett der Tochter lag. Nie in meinem Leben hatte ich ein eigenes Zimmer gehabt und sah es beinahe als unerreichbaren Luxus an. Das hellgrün gestrichene Haus hatte drei Zimmer, vom Wohnzimmer führte eine Tür zum Hof. Es kamen oft Angehörige und Nachbarn zu Besuch, und ich fühlte mich zumindest an manchen Tagen fast wie ein Mitglied in dieser Gemeinschaft. St. Philomena's unterstützte Granny bei den Kosten für ihre Miete und meiner Verpflegung.

Bald fand ich auch meinen ersten Job. Eine ehemalige Bewohnerin von St. Philomena's engagierte mich als Kindermädchen für ihre Tochter. Dadurch verdiente ich mir ein wenig Geld und sparte auf eine Ausbildung. Die Universität von Südafrika, die UNISA, bot Kurse für angehende *child-care-worker* an, also Betreuer für Straßenkinder. Meine Bewerbung wurde angenommen und mir wurde ein kleines Stipendium gewährt.

In jener Zeit erschien es mir manchmal so, als wäre das Glück auf meiner Seite. Ich erlernte einen Beruf, der mich zu einer Helferin machte, womöglich gar zu einer *»wounded healer«*, einer »verwundeten Heilerin«, wie Uncle Patrick es gern ausdrückte. Als Opfer von einst lernte ich, wie man Bedürftigen beim Heilen ihrer Wunden half, die ihnen an Leib und Seele angetan worden waren. Nach wie vor verbrachte ich möglichst viel Zeit in St. Philomena's. Ich besuchte die Gottesdienste und Chorproben, beteiligte mich an Gruppentreffen und besprach mich mit Aunty Glenda. In gewisser Weise war St. Philomena's immer noch mein Zuhause. Ich kannte keinen anderen Ort, den ich mein Heim nennen konnte. Es fiel mir nicht leicht, den endgültigen Auszug zu akzeptieren. Aber zum Glück standen mir weiterhin alle Türen des *Heims für Kinder* offen, und ich suchte den Schutz der vertrauten Umgebung.

Eines Nachmittags flüchtete ich mich regelrecht zur Kapelle von St. Philomena's. Ich war in der Stadt gewesen, um Einkäufe zu erledigen, als Sipho plötzlich vor mir stand. Mein Herz schien stillzustehen. Obwohl er wie ein kranker, alter Mann aussah, wusste ich sofort, wer er war. Ich werde dieses Gesicht wohl niemals in meinem Leben vergessen können. Sein Blick war abwesend. Bestimmt hatte er eine Dagga-Pfeife geraucht. Ich wollte nur schnell weg, grüßte reflexartig und ging davon. Am liebsten wäre ich gerannt, aber meine Knie waren so zittrig … Weil ich befürchtete, dass er mir folgen könnte, schaute ich mich immer wieder um. Aber sein irritierter, berauschter Blick zeigte an, dass er mich nicht einmal erkannt hatte.

Erst als ich in der Kapelle von St. Phil's in einer Bank saß und betete, beruhigte ich mich langsam wieder. Ich blieb noch eine ganze Weile, bevor ich mich auf den Heimweg nach Woodlands machte.

Alle Bewohner und Angestellten von St. Phil's waren an die regelmäßigen Besuche von Fremden gewöhnt. Uncle Patrick schien es zu gefallen, die ausländischen Gäste über das Gelände von St. Philomena's zu führen und ihnen alles über das Konzept der Einrichtung zu erzählen. Er sprühte vor Energie, wenn er ihnen erklären konnte, wie wichtig es für uns Kinder sei, an Pflegefamilien vermittelt zu werden, um ihnen ein möglichst normales Leben zu ermöglichen. Institutionen seien als Lebensmittelpunkt nur bedingt geeignet für die Entwicklung von Kindern. Uncle Patrick wurde niemals müde, die vielen Fragen der ausländischen Besucher zu beantworten.

Manchmal sah ich ihre erstaunten Blicke, wenn er ihnen unseren Swimmingpool zeigte. »Auch unsere Kinder haben ein Recht auf ein wenig Luxus!«, rief er dann lachend. »Außerdem haben wir durch unsere Schwimmkurse vermutlich einige Kinder vor dem Ertrinken gerettet, was übrigens eine weit verbreitete Todesursache an Durbans Stränden ist.«

Der Direktor hatte uns erzählt, dass manche Besucher zu ausländischen Hilfsorganisationen gehörten, die St. Phil's mit Spenden bedachten, um uns Kinder zu fördern. Ich hatte es immer aufregend gefunden, wenn wir von den Besuchern angesprochen wurden. Sie kamen von weit her, *from overseas*, wie wir sagten, von der anderen Seite der Welt. Manchmal hatte ich gehört, wie Uncle Patrick ihnen erläuterte, dass wir Opfer gewesen seien und zu Überlebenden wurden. Die Besucher fragten nach Missbrauch und HIV-Infektionen, und der Direktor nickte ihnen zu. Sicher erklärte er ihnen Näheres, wenn keine Kinder in der Nähe waren. Doch was ich einmal vernahm und was mich noch Jahre danach beschäftigte war Folgendes: *Unsere Kinder waren einst Opfer, verwundet von Erwachsenen, missbraucht und geschlagen. Sie haben ihre Wunden überlebt. Es gibt starke Persönlichkeiten unter ihnen, die eines Tages zu einem verwundeten Heiler werden können, zu einem Menschen, der Bedürftigen Heil bringen kann. Ihre Erfahrungen mit Gewalt und Missbrauch und ihre eigene Traumabewältigung können anderen Opfern helfen.*

Manchmal zelebrierten wir auch eine Messe mit den Besuchern. Einmal feierten wir in der Kapelle mit einer deutschen Gruppe, als ich im Chor in zentraler Position stand und mich schon lange vor dem ersten Einsatz aufs Singen freute. Wir hatten in der Woche zuvor fleißig geübt, und ich hatte sogar einen Solopart übernommen. Bis es endlich losging, schaute ich in die Gesichter der Besucher. Als mein Blick sich mit einem von ihnen traf, musste ich unwillkürlich lächeln. Beinah hätte ich gar nicht singen können, so breit wurde mein Lächeln. Der Mann, dem mein Lächeln galt, trug eine Brille, hinter der seine hellen Augen strahlten. Immer wieder trafen sich unsere Blicke, und er lächelte unentwegt zurück und bewegte sich im Rhythmus der Musik, was sonst nur wenige Europäer taten. Er steckte mich mit seiner Fröhlichkeit an. Später kam er mit Uncle Patrick zu mir, der ihn mir vorstellte.

»Das ist Jörg Nowak von Missio aus Deutschland. Er ist dort für die Presse- und Öffentlichkeitsarbeit zuständig.«

»Nenne mich einfach George«, sagte der Fremde und reichte mir seine Hand. »Und du bist sicher Smiley, nicht wahr?«

»Ja, manche nennen mich so.«

»Patrick hat mir schon viel von dir erzählt. Und ich habe dich im Film gesehen. Das war sehr beeindruckend. Ich bin sehr berührt von deiner Lebensgeschichte. Für mich bist du eines der stärksten Mädchen der Welt! Du bist wirklich mutig!«

George strahlte und schien nicht still stehen zu können. Unentwegt sprudelten Fragen aus ihm hervor. Er wollte so vieles über mich wissen, und mir gefiel es, ihm etwas von mir zu erzählen.

Als wir am nächsten Tag gemeinsam mit Uncle Patrick in einem Restaurant saßen, fiel es mir sogar erstaunlich leicht, ihm von meinem positiven Status zu berichten. Fremden gegenüber konnte ich mich inzwischen anscheinend eher anvertrauen als Personen aus meinem alltäglichen Umfeld. Ich hatte die Erfahrung gemacht, dass es mir und anderen Aids-Kranken hilft, wenn wir an die Öffentlichkeit gehen. Es klärt auf und kann Verständnis fördern. Trotzdem war es ein Unterschied, ob ich etwas vor laufender Kamera sagte oder in einem persönlichen Gespräch. Während der Dreharbeiten hatte ich nicht viel sprechen müssen, da der Film ohnehin von einer deutschsprachigen Sprecherin unterlegt worden war. Aber George gab mir das Gefühl, es sei das Normalste von der Welt, über meine Krankheit zu reden. Er zeigte ein ernstes und mitfühlendes Gesicht, das mich sicher trösten sollte, und im nächsten Moment machte er schon wieder einen seiner Scherze und erzählte völlig locker von seinen Missgeschicken als Ausländer in Südafrika. Er verstellte sich nicht, das machte ihn mir auf Anhieb sympathisch. Uncle Patrick war auch ausgelassener als sonst und lachte lauthals über Georges Scherze. Nie zuvor war ich mit dem Direktor des St. Phil's in einem Restaurant gewesen. Ohnehin war ich nie allein mit Uncle Patrick außerhalb des Heimgeländes gewesen. Selbst in seinem Büro waren meistens andere Personen dabei; aber George hatte um dieses Treffen gebeten, und ich kam mir auf einmal erwachsen und wichtig vor. Während des Essens erzählte er Uncle Patrick und mir, dass viele Menschen meinen Film in Deutschland gesehen hätten und dass das Interesse an meiner Geschichte groß sei. »Ich würde gern einen ausführlichen Artikel über dich schreiben, wenn du damit einverstanden bist, Zinhle.«

»Noch einen Artikel?«, fragte ich verwundert.

»Ja. Wir Deutschen wüssten gern noch mehr über die Menschen, die in Südafrika von Aids betroffen sind.«

Die Antwort freute mich. Es tat gut zu hören, dass sich so viele Menschen für uns in Südafrika und unsere Aids-Problematik interessierten.

Dann erzählte George, dass er mit einem Fotografen nach Durban gekommen sei, der Fotos von mir machen würde. »Durch aktuelle Fotos bekommen die Leser eine bessere Vorstellung davon, welch lebenslustiges Mädchen sich hinter deiner Lebensgeschichte verbirgt. Dein Lächeln ist bezaubernd!«

Verlegen brachte ich nur ein Grinsen hervor.

Jetzt ermunterte mich Uncle Patrick, sagte aber auch, ich bräuchte wirklich nichts zu überstürzen.

»Wenn es den HIV-Infizierten hilft«, überlegte ich laut, »dann werde ich meine Geschichte gern erzählen und mich auch fotografieren lassen.«

»Smiley, das ist wunderbar! Wir werden viele Menschen erreichen, da bin ich mir sicher.« George wäre gern noch länger in dem Restaurant geblieben, aber Uncle Patrick gab ihm ein Zeichen, dass wir allmählich zahlen sollten, und George verlangte die Rechnung.

Unsicher betrachtete er die verschiedenen südafrikanischen Geldscheine. Er drehte und wendete eine Randnote mit Löwen, eine mit Nashörnern und eine mit Elefanten, bis die Kellnerin ihm zu Hilfe kam. Es war lustig, ihm dabei zuzusehen. In solchen Momenten wirkte er wie ein Teenager auf Klassenreise, obwohl er sonst, immer mit einer Unterlagenmappe und irgendwelchen wichtigen Papieren unterm Arm, eher wie ein Geschäftsmann auf Reisen aussah.

Am nächsten Tag war ich mit George und dem Fotografen in der Stadt verabredet. Die beiden Männer machten mir Komplimente über meine hübsche Jeansjacke und meine »witzige Frisur«. Ich trug mein Haar fest zu einem kurzen Ringelzopf zusammengebunden, eine gewöhnliche Frisur bei uns.

»Du bist eine toll gestylte junge Dame«, sagte George, als wir durch die Straßen der Innenstadt spazierten, und es klang wie das Urteil eines lieben Freundes.

»Die Sandalen habe ich mir von einer Freundin ausgeliehen«, sagte ich und klapperte mit den goldfarbenen Schühchen.

»Ausgeliehen?«

»Ja, ich wollte mich für die Fotos hübsch machen. Ich habe nur ein Paar Schuhe, die nicht mehr schön sind.«

»Weißt du was, wenn du magst, dann kaufen wir dir jetzt ein paar neue Schuhe. Als Aufmerksamkeit für die Zeit, die du uns schenkst.«

»Nein, warum denn? Das brauchst du nicht.«

»Ich möchte es aber gern. Sag mir, wo es hübsche Schuhe gibt. Ich kenne mich mit diesen Dingen nicht aus.«

»Da vorn ist Woolworth. Dort hat meine Freundin ihre Sandalen gekauft. Sie haben immer hübsche Sachen.«

Als der Fotograf mich beim Anprobieren fotografieren wollte, kam ein Security-Mitarbeiter und verbot es ihm. Das sei bei Woolworth nicht erlaubt. Wir lachten und machten uns lustig über diese seltsame Bestimmung. Ich war stolz darauf, mir ein Paar Schuhe aussuchen zu dürfen, und George achtete darauf, dass es nicht die billigsten waren. Für deutsche Verhältnisse seien sie enorm günstig, sagte er, nachdem er den Kurs umgerechnet hatte. Für den Preis eines Paares in Deutschland könne man in Südafrika vier oder fünf Paare kaufen. Ich behielt die Schuhe gleich an, und wir stiegen in ein Taxi nach Woodlands. George und Fritz, der Fotograf, wollten gern sehen, wo ich wohnte. Also fuhren wir zum Haus von Granny.

Ich zeigte den beiden Deutschen das Wohngebiet, das aus kleinen Siedlungshäusern mit winzigen Vorhöfen bestand. Dicht an dicht standen die einzelnen Häuser, doch die üppige Vegetation machte aus dem Viertel beinahe einen Blumengarten. Das subtropische Klima Durbans und die Küstennähe, hier war es immer einige Grad wärmer als in den höheren Lagen Richtung Landesinnere, ließen viele Bäume und Sträucher wachsen und blühen. Ich hatte schon häufiger bemerkt, wie gut den europäischen Besuchern unsere Hibiskussträucher und Mangobäume gefielen, die fast in jedem Garten standen.

George und Fritz begrüßten Granny mit großem Respekt, und meine Gastgeberin war sichtlich beeindruckt von meinen ausländischen Besuchern. George plauderte eine Weile mit Granny, bis die alte Dame die Gelegenheit wahrnahm, um ihm ihre Sammlung typischer Perlenarbeiten der Zulus zu zeigen. Bis dahin wusste ich nichts von diesem umfangreichen Sortiment. Offenbar wollte sie mit George ins Geschäft kommen, und ich fürchtete schon, sie würde ihn bedrängen. Granny ließ ihn nur ungern gehen, aber irgendwie schaffte ich es dann doch, mit meinen Besuchern eine Weile ungestört im angrenzenden Zimmer zu sprechen.

»Ist dies dein Zimmer?«, fragte George und schaute auf das Poster mit dem Bibelvers von Jesaja.

Fürchte dich nicht, ich bin mit dir; weiche nicht, denn ich bin dein Gott! Ich stärke dich, ich helfe dir auch, ich erhalte dich durch die rechte Hand meiner Gerechtigkeit.

»Den Vers habe ich dort aufgehängt. Aber es ist nicht mein Zimmer. Ich habe kein eigenes Zimmer. Hier schlafe ich mit einer von Grannys Töchtern. Am Abend lege ich mich auf eine Matte am Boden. Im Schrank gibt es ein Fach für mich. Meine anderen Sachen sind dort in den Plastiktüten«, sagte ich, und deutete auf einen Haufen in der Ecke. Ein eigenes Zimmer war außerhalb meiner Vorstellungskraft.

George und ich saßen nebeneinander, und er erzählte mir, wie er den Film über mich empfunden hat.

»Hast du ihn, ich meine, hast du deinen Vergewaltiger jemals wiedergesehen?«

Bei dieser Frage zuckte ich zusammen. Sofort sah ich Sipho noch einmal vor mir, wie er mir mit drogentrübem Blick nachgeschaut hatte.

»Ja – ja, erst neulich«, begann ich stockend. »Zufällig in der Stadt. Plötzlich stand er vor mir. Ich war total geschockt. Aber er hat mich wohl nicht erkannt. Es war unheimlich. Ich bin dann schnell weitergegangen.«

»Das war alles?«

»Ja, ich habe nicht gewusst, was ich machen sollte. Am liebsten wäre ich weggerannt, aber ich fühlte mich schwach. Ich dachte, irgendetwas müsse passieren, aber ich hatte keine Ahnung, was es sein könnte.«

»Kannst du dich daran erinnern, was du empfunden hast?«

Ich musste schlucken und überlegte, ob ich George die Wahrheit sagen sollte.

»Nichts, eigentlich habe ich nichts gefühlt.«

»Das kann ich mir kaum vorstellen. Warst du nicht wütend auf ihn?«

»Doch! Natürlich! Ehrlich gesagt, am liebsten hätte ich mich auf ihn gestürzt und …«

»Was sagst du? Ich habe dich nicht verstanden. Du spricht so leise.«

»Am liebsten hätte ich ihm was abgeschnitten.«

George huschte ein Fragezeichen über das Gesicht. Wahrscheinlich hatte er diese derben Worte noch nie auf Englisch gehört.

»Am liebsten hätte ich ihn kastriert«, sagte ich etwas lauter. »Er ist mein Mörder«, sagte ich und musste gegen meine Tränen ankämpfen. Ich wollte nicht weinen. Dieser schlechte Mensch sollte mich nicht mehr zum Weinen bringen.

»Hast du jemals daran gedacht, ihn vor Gericht zu bringen?«, wollte George wissen.

Ich zuckte mit den Schultern. In Südafrika einen Vergewaltiger vor Gericht zu bringen ist wenig erfolgreich. Und wenn die Tat dann auch noch ein knappes Jahrzehnt zurückliegt, ein Kind davon betroffen war und es keine Zeugen gibt, dann wird das Opfer nur noch mehr leiden müssen. Und es lebt in ständiger Gefahr vor Racheakten. Nein, auf Gerechtigkeit habe ich nie gesetzt.

»Und selbst wenn er ins Gefängnis käme, würde ich dadurch nicht von dem Virus befreit werden. Es ist das Beste für mich, ihm zu vergeben.«

»Ich kenne ein Mädchen auf den Philippinen. Sie heißt Pia und ist genauso alt wie du. Pia ist als Kind von einem Sextouristen missbraucht worden. Stell dir vor, Pia hat mit Hilfe eines Priesters ihren Vergewaltiger angeklagt. Ihr Vergewaltiger ist Deutscher. Unsere Justizbehörden haben Pia als Zwölfjährige nach Deutschland geholt, damit sie vor Gericht gegen den Mann aussagte. Er ist verurteilt worden und sitzt im Gefängnis. Ich habe Pia auf den Philippinen besucht, als sie fünfzehn war und eine Geschichte über sie geschrieben.«

»Wie geht es ihr? Hat sie auch Aids?«

»Pia ist ein starkes Mädchen. Ihre Geschichte war der Anstoß für unsere Aktion Schutzengel. Inzwischen ist sie selber ein Schutzengel geworden. Sie wird zu internationalen Tagungen eingeladen und spricht vor Publikum über ihre Erfahrungen. Sie engagiert sich im Kampf gegen Kinderprostitution, um andere Kinder vor einem ähnlichen Schicksal zu schützen. Infiziert worden ist sie glücklicherweise nicht.«

»Das klingt toll. Ein beeindruckendes Mädchen.«

»Als sie im Gericht aussagen musste, ging es ihr sehr schlecht, aber Pater Shay hat sie immer unterstützt. Er arbeitet als Therapeut für misshandelte Mädchen und hat Pia zurück in ein halbwegs unbeschwertes Leben geführt.«

Ich versuchte, mir das Mädchen vorzustellen und bewunderte ihre Stärke. George hatte den Artikel über Pia in seiner

Aktentasche und zeigte mir auch Fotos des Mädchens. Wie jung sie doch aussah! Noch jünger als ich. Aber sie kämpfte! Und das wollte ich auch.

»Sie sieht fröhlich aus. Sie muss ihren Hass überwunden haben«, sagte ich zu George.

»Und wie ist es bei dir?«

»Gott hat mir dabei geholfen. Der Hass hätte mich sonst aufgefressen. Er ist verschwunden. Ich hasse nicht mehr. Ich habe ihm schon vor ein paar Jahren vergeben. Manchmal kommt es natürlich wieder hoch …«

»Wie hast du es geschafft, deinem Mörder zu vergeben?«

»Hm. Das ist schwer zu erklären. Es hat viel mit Aunty Glenda zu tun. Sie hat mich zum Glauben geführt. Und sie hat mir deutlich gemacht, dass ich nicht alles allein mit mir ausmachen kann. Ich habe lange Zeit nicht gewagt, über meine Gefühle zu sprechen. Und doch habe ich nach einem Ausweg gesucht. Ich wollte nicht völlig verbittert werden. Und es hat nicht mehr viel gefehlt und meine Seele wäre unter der Last des Hasses zerbrochen. Hass auf Sipho, meinen Vergewaltiger. Er hatte mich infiziert und damit meinem Leben einen grausamen Stempel aufgesetzt. Er ist der Schuldige an meinem Leiden. Die Wut auf ihn hat mir selbst wehgetan, denn sie kam in Begleitung von Verzweiflung. Mein Fühlen und Handeln war bestimmt von dem Hass auf ihn. Ich war wirklich verzweifelt. Aunty Glenda und die Kraft des Glaubens haben mich schließlich gegen dieses mächtige Gefühl gewappnet. Vergebung! Vergebung war die Lösung! Ich übte mich in Vergebung! Vergebung tat mir gut! Vergebung ließ mich aufatmen! Vergebung gab mir die nötige Energie für Frohsinn und Lachen. Nun kann man mich Smiley nennen. Mit dem tiefen Hass, den ich in mir hatte, wäre das nicht möglich gewesen. Es war das *Vaterunser*, das ich zwar schon hundertmal zuvor gebetet hatte, aber das meine Seele erst durch Aunty Glendas Mitgefühl erreichen konnte. ›Vergib uns unsere Schuld, wie auch wir vergeben unseren Schuldigern‹ …«

»Du bist auch ein sehr starkes Mädchen! Und du siehst wirklich fröhlich aus.«

»Findest du?«, fragte ich, und musste kräftig schlucken. Konnte man mit Tränen in den Augen fröhlich aussehen?

16 Reisepläne

George kam regelmäßig nach Südafrika, um Hilfsprojekte von Missio zu besuchen und über deren Arbeit zu berichten, und bei seinem nächsten Aufenthalt trafen wir uns wieder. Gemeinsam mit Uncle Patrick saßen wir an einem Nachmittag in einem Restaurant an der Strandpromenade von Durban. Mit diesem Teil der Stadt verband ich immer noch die Zeit meiner ersten großen Liebe. Wenn ich an Lindani dachte, dann fiel mir oft unser erstes Date hier am Strand ein. Lindani war nun schon mehrere Jahre tot, ich hatte keine Erinnerung an ihn außer den Bildern in meinem Kopf.

George schaute mich an, als wolle er mir etwas Wichtiges sagen, und holte mich aus meinen Gedanken zurück ins Jetzt. Die Stimmung war feierlich, was war nur der Anlass unseres Treffens, fragte ich mich.

»Zanele, Zinhle oder Smiley? Wie soll ich dich eigentlich nennen? Im Film heißt du Zanele Mbambo, genannt Smiley, dein offizieller Name ist Zinhle, nicht wahr?«, begann er mit seinem netten Lächeln.

»Mir ist es egal. Den Namen Zanele habe ich mir selber ausgesucht, um mich zu schützen. Ich wusste doch nicht, wer den Film zu sehen bekommt. Smiley nennen mich bestimmte Leute. Das wäre eigentlich ein passender Name für dich, George.«

»Findest du?«, fragte er und machte ein verdutztes Gesicht, das mich sofort wieder zum Lachen brachte.

»In Südafrika ist es üblich, dass die Leute mehrere Namen

haben. Einen für die Familie, einen für die Schule, einen für die Freunde«, versuchte ich ihn aufzuklären.

Uncle Patrick nickte und bemühte sich darum, George das komplizierte System der vielen Namen zu verdeutlichen.

»Selbst Nelson Mandela hat einen anderen Geburtsnamen. Er heißt eigentlich Rolihlahla, aber das können die meisten Weißen nicht aussprechen. Die Schnalzlaute gelingen ihnen nicht. Unser Volksheld hat bei seiner Einschulung den Namen Nelson bekommen. Aber wir nennen ihn bei seinem Clannamen Madiba. Das zeugt von Respekt.«

»Südafrika ist voller spannender Geschichten! Ich bin so froh, dass ich hier Projekte besuchen darf. Und jede Stadt ist einmalig. Ob Johannesburg, Kapstadt oder Durban, jede einzelne ist unverwechselbar. Aber eigentlich wollte ich über etwas ganz anderes mit euch reden«, sagte George und machte mich umso neugieriger.

Ich traute meinen Ohren nicht, als er von einer Einladung nach Deutschland sprach. *Ich* solle nach Übersee reisen! *Overseas!* Ich, Zinhle, das Mädchen ohne Familie. Smiley, die Kleine mit dem lächelnden Gesicht. Es war unfassbar. Missio plane eine Rundreise für mich, bei der ich Journalisten und vor allem viele junge Leute treffen würde, Schülerinnen und Schüler meines Alters, die sich mit den Themen HIV und Aids beschäftigten. Ob ich mir vorstellen könne, meine Geschichte persönlich und öffentlich zu erzählen, fragte mich George, und in meinem Kopf überschlugen sich die Gedanken. Ins Ausland reisen? Nach Europa fliegen? Davon träumte alle Welt, aber fast niemand erhielt je die Chance. Ausgerechnet ich, die kleine Smiley? Ich wusste nicht, was ich sagen sollte. Die Vorstellung überwältigte mich. Ich hatte kaum je Durban verlassen. Bis auf meine Ausflüge mit St. Philomena's ans Meer, in verschiedene Naturreservate und in die Drakensberge hatte ich nicht viel von Südafrika gesehen. Und nun sollte ich nach Europa! Mir fehlten die Worte.

»Natürlich nicht allein!«, sagte George, als ich nichts erwiderte. »Du solltest eine Begleitperson dabeihaben. Solch eine Tour kann anstrengend sein. Wir haben uns überlegt, dass Patrick dich begleiten könnte. Er kann den Journalisten und dem Publikum am besten etwas über die Aktion Schutzengel und die Hilfe für Waisenkinder erzählen. Was meinst du? Kannst du dir vorstellen, gemeinsam mit ihm nach Deutschland zu kommen?«

»Ja! Ja klar will ich! Sehr gern mit Uncle Patrick. Das wäre wunderbar.«

Noch am selben Abend schrieb ich einen Brief an meine Mutter.

Meine liebe Mami!
Du kannst stolz auf mich sein.
Deine Tochter fliegt nach Deutschland.
Gugu

Ich hatte all die Jahre Briefe an meine Mutter geschrieben, manchmal jede Woche, manchmal monatelang nicht. Vor Kurzem noch hatte ich in einem Brief an sie geschrieben, dass mein CD4-Wert gesunken und in die Nähe der kritischen Marke gerückt sei. Ich hatte geschrieben, dass ich mein Schicksal annehmen würde, aber dass ich auch nicht sterben wolle. Jetzt war ich froh, dass ich meiner geliebten Mama etwas Schöneres mitzuteilen hatte, etwas, worauf sie sicher stolz wäre …

George traf ich an einem der nächsten Nachmittage noch einmal allein in der City von Durban. »Komm, wir setzen uns einen Moment dort in den Schatten«, hatte er gesagt, und sein Tonfall klang besorgt.

»Wie geht es dir gesundheitlich? Bist du noch regelmäßig im Hospital zum Bluttest?«, fragte er nach einer Weile.

»Mir geht es gut«, antwortete ich, ein wenig zu schnell vielleicht.

»Und deine Werte? Sind sie stabil?«, hakte er nach.

Oder hatte Uncle Patrick ihm etwas erzählt?

»Es geht.«

»Was heißt das genau, wenn ich dich fragen darf?«

»Sie sind runtergegangen. Die Ärzte möchten bald mit der ARV-Therapie beginnen. Aber das mache ich nicht. Ich werde diese starken Tabletten nicht schlucken.«

»Aber warum denn nicht?«

»Diese Tabletten machen erst recht krank. Sie vergiften den Körper.«

»Wer sagt denn so etwas?«

»Alle, meine Freunde, Leute im Fernsehen, überall höre ich das. Gott allein wird mein Leben beenden!«

Erst kürzlich hatte ich davon gehört, dass eine Lehrerin durch ihren Glauben geheilt worden war. Ihr fester Glaube hat sie gegen den Aids-Tod gewappnet. Auch ich hatte einen festen Glauben und würde Gott nicht enttäuschen. Er bestimmte meinen Lebensweg, nicht die moderne Medizin.

»Aber Zinhle, das ist keine gute Idee. Denke daran, dass Gott auch Ärzte geschickt hat und mit diesen Ärzten auch Medikamente, die den Menschen helfen. Auch das sind Gottes Gaben. Gott will, dass wir verantwortungsbewusst mit unserer Gesundheit, mit unserem Leben, mit uns und mit unseren Mitmenschen umgehen. Gott gibt uns unser täglich Brot. Mit *unser täglich Brot* ist alles gemeint, was wir zum Leben brauchen. Dazu gehört auch die Medizin.«

»Ich will aber nicht von einer täglichen Tablettenration abhängig werden. Weißt du überhaupt, wie stark diese Medikamente sind?«

»Sicher, sie sind stark, und mache Patienten leiden unter den Nebenwirkungen, aber sie helfen auch. Denke an das kleine

Mädchen im Film, denke an Sindisu. Sie könnte vielleicht noch leben, wenn es vor drei Jahren in Südafrika schon bezahlbare Medikamente gegeben hätte. Jetzt endlich ist es so weit. Endlich kann auch hier den Aids-Kranken geholfen werden. Jetzt gibt es ein Weiterleben. Und in diesem Weiterleben liegt Kraft. Dieses Land braucht seine Menschen. Du kennst die hohe Aids-Rate. Es wäre dramatisch, wenn all diese Menschen sich ihrem Schicksal ergeben, obwohl es endlich Hilfe gibt.«

George versuchte alles, um mich von der Einnahme der ARVs zu überzeugen, wenn der Zeitpunkt für die Therapie gekommen war. Nichts anderes versuchten auch Aunty Glenda und Uncle Patrick immer wieder. Aber ich blieb bei meinem Standpunkt. Ich traute Gott allein. Und nach meinem Verständnis war es nicht Gott, der mir Medikamente gab, sondern die Ärzte im McCord Hospital.

Doch dann kam der Tag, an dem ich meine bisher schlechtesten Werte mitgeteilt bekam. Die Viruslast in meinem Körper hatte das erträgliche Maß weit überschritten. Mein CD4-Wert lag bei der äußerst kritischen Marke von 145. Als der Arzt mir das Ergebnis mitteilte, fühlte ich mich, als wäre ich mit voller Wucht gegen eine Wand geprallt. In wenigen Monaten sollte ich nach Deutschland reisen. Gleichzeitig spielte mein Immunsystem verrückt und hatte nach meinem Verständnis den Kampf gegen die Ausbreitung des HI-Virus verloren. Ich hatte schon so oft Panik davor gehabt, dass die Werte so tief sinken, aber jetzt, wo der Zeitpunkt gekommen war, ergriff mich eine beängstigende Leere. Sollte es das schon gewesen sein? Würde jetzt die letzte Runde eingeläutet, ein aussichtsloser Kampf gegen Aids? Was hatte ich dieser schweren Erkrankung schon entgegenzusetzen?

Mit jedem der letzten Jahre war meine Angst vor diesem Moment gewachsen. Wenn ich sie doch nur hätte besiegen können! Ein Leben ohne die Angst vor dem Ausbruch der Krankheit konnte ich mir als Teenager nicht vorstellen. Keine Strategie war stark genug gewesen, mir die Angst zu nehmen. Meine Ohren waren weit geöffnet für die unheilvollen Stimmen, die allen Aids-Kranken ein rasches Ende prophezeiten. Die guten Nachrichten von wundersamen Medikamenten aus Amerika und Europa drangen damals noch selten zu mir durch.

Jetzt blieb mir nicht mehr viel Zeit. Ich musste entscheiden, ob ich mein Schicksal tatsächlich wehrlos annahm oder ob ich Medikamente dagegensetzte, AVRs. Jetzt oder nie!

Die Ärzte im McCord beknieten mich förmlich, wenigstens am AVR-Schulungskurs teilzunehmen. Es fiel mir schwer, meinen Bedenken zum Trotz zuzusagen. Aber war es nicht die einzige Chance auf Leben? Ich würde mir genau anhören, was die Ärzte sagen und Fragen stellen. Noch einmal eine neue Meinung bilden … Ich wollte doch so gern nach Deutschland reisen, ich wollte meinen Beruf ausüben, mit Straßenkindern arbeiten und ihnen helfen, davon träumte ich, dafür wollte ich leben …

George war einer der Ersten, den ich per SMS informierte. *Hi George. I'll take them* … tippte ich in die Tasten. Er würde verstehen, was ich damit meinte. Aber es war nur ein Anfang, ich war mir noch immer unsicher, ob ich wirklich bereit war, mein Leben von Medikamenten abhängig zu machen.

17 AVR-Schulungskurs

Die McCord-Klinik ist eine der besten Anlaufstellen für Aids-Kranke in ganz Südafrika. Und glücklicherweise liegt das Hospital nur einen Fußmarsch von St. Phil's entfernt. Selbst in Zeiten, als die Krankheit in meiner Heimat weitgehend verschwiegen wurde, hat das McCord Hospital bereits Unterstützung für HIV-Infizierte angeboten und sich an internationalen Studien beteiligt. Ich hatte dort schon 1996, nach meinem positiven Test, und in den weiteren Jahren eine Menge über HIV, Aids und die Wirkungsweise spezieller Medizin erfahren. Über den Zusammenhang zwischen einer ausgewogenen Ernährung und körperlichem Wohlbefinden war ich bestens informiert und achtete auf eine gesunde Ernährung. Andere Patienten hingegen konnten sich kaum vorstellen, wie eine Ernährung jenseits von Maisbrei und einfachen Wurst- und Fleischsaucen aussah und wovon sie die vielen unterschiedlichen Lebensmittel bezahlen sollten.

In dem speziellen Schulungsprogramm in der McCord-Klinik, das *Sinikithemba* genannt wird, »Wir geben Hoffnung«, hörten wir drei Wochen lang nichts anderes als Informationen rund um das Thema Aids. Dazu gehörten auch die wiederholten Ermahnungen, sich und den Partner beim Geschlechtsverkehr zu schützen. In Südafrika gibt es sogar ein Gesetz, das es HIV-Infizierten vorschreibt, ihren Partner über die Infektion zu informieren. Auch bei diesem Thema schienen Theorie und Praxis weit auseinanderzuliegen. Es klingt so einfach: *Den*

Partner informieren! Aber dass diese Information das Ende einer Beziehung bedeuten kann, davon erzählten sie uns nichts. Wer bleibt schon mit einer Infizierten zusammen? Wer würde sich nicht lieber ein gesundes Mädchen suchen? Wer von den Beratern konnte ahnen, wie es sich anfühlt, wenn man plötzlich von demjenigen gemieden wird, dem man sein Herz geschenkt hat?

Wir bekamen Ratschläge, wie man Familienangehörigen und Freunden vom eigenen positiven Status erzählt, wie man ihnen die Angst vor einer Ansteckung nimmt, und wie man sie über die Gefahrlosigkeit des Virus im alltäglichen Miteinander aufklärt. Es kursierten zahllose Falschinformationen, die den Infizierten das Leben erschwerten. Manch Unwissende dachten, dass sogar ein flüchtiger Kuss den Virus übertragen könne.

Wertvolle Hinweise, wie wir uns gegen Diffamierungen und Verletzbarkeit wappnen konnten, erhielten wir außerdem.

Es tat mir erstaunlich gut, im Kreis von Betroffenen umfassend über die Krankheit informiert zu werden, und die Patientenschulung brachte mir auch neue Erkenntnisse im Verständnis um meine eigene Krankengeschichte.

Seit über einem Jahrzehnt lebte ich mit dem HI-Virus. Ich hatte von meinen Betreuern und von medizinischem Personal lernen müssen, dass die Abkürzung HIV für Humanes Immundefizienz-Virus steht und Aids für Acquired Immune Deficiency Syndrome, für *erworbenes* Immundefektsyndrom. Ich kannte das mörderische Treiben des Virus. Sobald ein HI-Virus sich an eine der CD4-Zellen klammert und in die Wirtszelle eindringt, verwandelt er deren Funktion. Der Wirt verwandelt sich in eine Art Fabrik, die keine andere Aufgabe mehr wahrnehmen kann, als ununterbrochen neue HI-Viren zu produzieren. Eine einzige Zelle kann zehntausend Viren produzieren, die wiederum ausschwärmen und nach neuen Wirtszellen Ausschau halten. Die befallenen Zellen haben keine andere Wahl, als sich missbrauchen zu lassen und in den Dienst der abstoßenden Monster zu treten. Dieser Prozess vollzieht sich zumeist rasch nach der Infektion mit dem HI-Virus und wird die »akute Phase« genannt. In dieser Phase ist der HIV-infizierte Mensch noch gesund, aber täglich werden bis zu fünf Prozent seiner CD4-Zellen durch den Virus zerstört. Manche Menschen fühlen sich einige Wochen nach der Infizierung so, als hätten sie eine Grippe, ihre Körpertemperatur steigt und sie sind geschwächt. Andere haben geschwollene Lymphknoten, und wieder andere zeigen keine körperliche Reaktion auf den Virus. Ein gesunder Körper hat zwischen 700 und 1200 CD4-Zellen pro Mikroliter Blut. Der Ausbruch der Immunschwächekrankheit Aids wird durch eine CD4-Zählung diagnostiziert. Je nachdem über welchen Zugang ein Patient zum Gesundheitssystem verfügt, wird bei einem bestimmten CD4-Wert mit einer Therapie begonnen. In teuren Privatkliniken kann die Verabreichung von Medikamenten bereits bei einem Wert von 350 beginnen. In staatlichen Kliniken wird üblicherweise ein Wert von unter 200 als Zeitpunkt für den Therapiebeginn angesehen, auch wenn der Patient keine weiteren Krankheitssymptome zeigt. Voraussetzung für jede Art von Therapie sind zumeist die finanziellen Mittel der Patienten oder der Zugang zu staatlicher Hilfe, und oft genug auch die einfache Tatsache, dass ein Patient überhaupt eine Krankenstation erreichen kann. Ohne die Einnahme von Medikamenten bei einem CD4-Wert unter 200 hat der Körper nur noch wenig Chancen, sich gegen Infektionen jedweder Form zu schützen. Der zeitliche Abstand zwischen einer HIV-Infizierung und dem Ausbruch von Aids kann viele Jahre dauern. Nach einer HIV-Infektion nimmt die Anzahl der CD4-Zellen durchschnittlich pro Jahr um 50 bis 100 Zellen ab. Es kann jedoch auch wesentlich schneller gehen.

Sipho hatte meinen kindlichen Körper im Alter von acht oder neun Jahren durch den sexuellen Missbrauch mit HI-Viren infiziert. Da ich jetzt einundzwanzig Jahre alt war, hatte die sogenannte Latenzphase der Krankheit bei mir also etwa zwölf Jahre gedauert. In der Latenzphase sind HIV-Infizierte noch nicht an Aids erkrankt, können den Virus aber weitergeben. Die zeitliche Dauer meiner Phase lag im Vergleich über dem Durchschnitt. Bei den meisten Menschen brach Aids neun bis elf Jahre nach der Infizierung aus. Es gab aber auch Betroffene, bei denen die Krankheit wesentlich früher, wesentlich später oder aber überhaupt nicht ausbrach.

Was war mit Sipho? Was war mit meinem Peiniger? Ich wusste, dass er noch lebte. War seine Krankheit bereits ausgebrochen, hatte er Zugang zu Medikamenten, ging er überhaupt zu einem Arzt, oder gehörte er etwa zu der relativ kleinen Gruppe jener HIV-Positiver, die weitgehend ungeschoren davonkamen? Von Aunty Phindile hatte ich gehört, dass er schon lange schlecht aussah, ungepflegt und ärmlich und mit abwesendem Blick durch die Straßen von St. Wendolins streifte. Und ich selbst hatte ihn auch wie einen kranken, alten Mann empfunden, als er mir in der Stadt begegnet war. Während des Schulungskursus fragte ich mich, ob er damals, als er mich missbrauchte, immerhin war er damals bereits weit über zwanzig Jahre alt, schon wusste, dass er infiziert war und ob er womöglich zu jenen Männern gehörte, die daran glaubten, durch den Geschlechtsverkehr mit einer Jungfrau vor Aids geschützt zu sein? Solch grausige Mythen kursieren bis heute in Südafrika, und unzählige Mädchen sind Opfer dieses Irrglaubens geworden. Hatte Sipho sich von meinem kindlichen Körper Heilung versprochen? Es heißt, mein Land weise die höchste Vergewaltigungsrate weltweit auf. Bestraft werden aber nur die wenigsten Täter.

Manchmal wurde ich das Gefühl nicht los, jede einzelne Information in dem Schulungskurs beziehe sich auf meinen persönlichen Krankheitsverlauf. Ich musste mich immer wieder zwingen, meine Gedanken nicht mit den Erinnerungen an erlittene Gewalt zu belasten! Ein wichtiger Aspekt der Aufklärung – so hatte ich schnell begriffen – bestand in der mentalen Stärkung der Patienten. Unentwegt wurde uns während des Kurses Mut gemacht. Auch über die Wichtigkeit eines stabilen Umfelds im Zusammenhang mit dem Krankheitsverlauf wurden wir aufgeklärt. Geduldig betonten unsere Lehrer, wie hilfreich, ja beinahe notwendig es sei, eine Person des Vertrauens in die erste Phase der antiretroviralen Behandlung einzubeziehen. Damals schreckte ich auf, als es hieß, man solle seine Mutter, Schwester, Tante oder eine andere nahestehende Person in die Umstände der Behandlung einweihen. Noch vorteilhafter sei es, die Vertrauensperson im Schulungskurs an der Seite zu haben, damit sie alle Informationen mitbekäme. Wie gern hätte ich diese Voraussetzung für eine gelungene Therapie erfüllt. Wie gern hätte ich gesagt: »Mami, du sollst mich zum Hospital begleiten. Mami, erinnere mich bitte jeden Morgen um sechs Uhr daran, meine Medizin zu nehmen!«

Stattdessen waren es bei mir Aunty Glenda und andere Betreuerinnen aus meiner damaligen Wohngruppe, die über meinen Zustand Bescheid wussten. Auch wenn sie gut zu mir waren und ich sie gern hatte, besonders Aunty Glenda, so waren sie doch Fremde geblieben, zuständig für mich und andere Jugendliche in St. Philomena's.

Eine Vertrauensperson sollte jeden Morgen auf das Weckerklingeln achten und am Abend vor dem Schlafengehen die zweite Tagesration bereithalten. Es tat unendlich weh zu wissen, dass ich zumeist allein würde daran denken müssen. Ich war aber nicht die Einzige im Kurs, die keine Vertrauensperson mitbringen konnte. Es gab sogar eine Frau, die unter Tuberkulose litt und mit der Einnahme der ARVs erst nach dem Abheilen der TB-Symptome beginnen durfte. So verlangte es die Therapie. Dieser Prozess konnte bis zu sechs Monate dauern. Die Frau war so schwach, dass sie während des Unterrichts in einem Bett unter wärmenden Decken lag. Es war hart, sie leiden zu sehen. Ich weiß nicht, ob sie es geschafft hat, ihre TB-Erkrankung zu überstehen.

Aids-Patienten sollen ein gesundes und stressfreies Leben führen, hieß es immer wieder. Schwermut sei Gift für die Therapie. Wie stellten die Ärzte sich ein Leben mit dem Virus vor? Woher sollten Ausgeglichenheit und Glückseligkeit kommen? Anfangs hatte ich panische Angst davor, der Ausbruch von Aids würde mich binnen kurzer Zeit umbringen. Es gab Menschen, die mit den Medikamenten nicht zurechtkamen und denen nicht zu helfen war. Welcher Typ werde ich sein? Verträgt mein Körper den Cocktail aus verschiedenen Wirkstoffen? Werden Nebenwirkungen auftreten? Wir lernten wirklich alles über mögliche Nebenwirkungen. Immer wieder wurde betont, wie wichtig es sei, die Medikamente keinesfalls mit der traditionellen Medizin der Heiler, der Isangoma, zu mischen, was vor allem in ländlichen Regionen weit verbreitet war. Wir lernten, was bei Durchfall und starkem Flüssigkeitsverlust zu beachten sei, wann eine Erkältung gefährlich werden konnte und wie mit schmerzenden Gliedern umzugehen sei. Nur wenn alle Regeln beachtet werden, wirken die Medikamente und helfen den Patienten. In Südafrika existiert bis heute die weit verbreitete Annahme, die antiretroviralen Medikamente würden den Körper vergiften und Menschen töten. So hatte ich es bis jetzt auch geglaubt. Das hatte sogar unser Staatspräsident Thabo Mbeki behauptet und damit die Weichen des Gesundheitsministeriums gegen ARVs gestellt. Dieser Irrglaube wird bis heute durch unwissende Patienten weiterverbreitet, die ihre Dosis falsch einnehmen oder sie mit Freunden teilen und damit gegen die klaren Anweisungen der Ärzte handeln.

Während der Schulung musste ich oft an Dombie denken. Als ihre Krankheit ausgebrochen war, hatte in Südafrika fast niemand Zugang zu den speziellen Medikamenten, die die

Auswirkungen der Immunschwächekrankheit hinauszögern und Beschwerden mildern. Bis zum Jahr 2000 waren bereits über drei Millionen Südafrikaner HIV-positiv, aber die Krankheit blieb ein Tabu.

Und schlimmer noch. Wer sich damals öffentlich zu einer HIV-Infektion bekannte, lebte gefährlich. Die sechsunddreißigjährige Gugu Dlamini, eine Zulu-Frau, war von aufgebrachten Nachbarn in KwaMashu, einem Township bei Durban, erschlagen worden, weil sie sich zu ihrer Aids-Erkrankung bekannt hatte. Sie hatte anlässlich des Welt-Aids-Tages am 1. Dezember 1998 in zulusprachigen Radio- und Fernsehsendern über ihre Infektion berichtet. Sie wollte aufklären und anderen Menschen Mut machen, sich nicht länger zu verstecken. Dieses Bekenntnis hatte ihr das Leben gekostet. Die Nachbarn beschuldigten Gugu Dlamini, durch ihr öffentliches Bekenntnis Scham und Schande über ihre Gemeinde und ihr Township gebracht zu haben.

Auch ich war 1998 bereits seit drei Jahren infiziert, ein junges Mädchen mit HIV. Ich sprach mit keinem außer meinen Ärzten und Betreuern darüber, so war es mir beigebracht worden.

Jetzt, im Jahre 2006, lernte ich vorsichtig, mich anderen Menschen zu öffnen, ihnen das Wissen um meine Erkrankung anzuvertrauen.

Und ich befasste mich mit der möglichen AVR-Behandlung. Doch bis heute werden bei Weitem nicht alle Aids-Kranken mit Medikamenten versorgt. Selbst das Gesundheitsministerium wird 2006 noch von einer Ministerin geleitet, die ARVs als Therapie ablehnte. Tshabalala-Msimang empfiehlt HIV-Infizierten, stattdessen Knoblauch und Rote Beete zu essen, um gesund zu bleiben. Kürzlich kam es zunächst zu Engpässen in der Versorgung mit diesen Gemüsesorten. An der Ausbreitung des Virus hat es bisher allerdings nichts geändert.

Erst im Anschluss an das Schulungsprogramm wurden mir

Tabletten anvertraut, die den CD4-Wert wieder in einen normalen Bereich brachten und das Immunsystem des Körpers stärkten.

Mir war inzwischen auch klar geworden, dass ich nur durch die ARV-Therapie auf Besserung hoffen konnte. Und trotzdem hätte ich mich gern noch länger davor gedrückt, diese schweren Medikamente zu nehmen. Meine Einstellung gegenüber den starken Medikamenten hatte sich noch nicht wirklich geändert.

Allerdings dachte ich inzwischen immer häufiger an Uncle Patricks Worte: »Es ist wunderbar, dass der Glaube dich auf allen deinen Wegen begleitet und leitet, aber es kann auch ein wenig zu viel des Guten sein. Beten alleine reicht nicht immer aus, es braucht auch antiretrovirale Medikamente.«

Und die Ärzte taten unmissverständlich kund, dass mein Leben ohne Medikamente nicht mehr lange dauern würde. Mein Immunsystem war bereits so stark geschwächt, dass es sich aus eigener Kraft nicht mehr lange helfen konnte. In Deutschland sollte ich unbedingt darauf achten, mich nicht zu erkälten oder gar mit einer Grippe anzustecken. Nach meiner Rückkehr könnte dann die AVR-Therapie beginnen, die einer ärztlichen Kontrolle bedurfte. Es war nicht vorhersehbar, wie mein Körper darauf reagierte.

18 Auf nach Deutschland

Im November 2006 war ich mit Uncle Patrick auf dem Weg in die Ferne. Beim Start des Flugzeugs zupfte ich nervös an meinen langen Zöpfen aus Kunsthaar, die ich mir kurz vor der Abreise hatte einflechten lassen. Ich saß tatsächlich in einem Flieger und war auf dem Weg nach Deutschland!

Schon Wochen zuvor hatte ich begonnen, mich auf die Reise vorzubereiten. Deutschland im Winter! Ich hatte die seltsamsten Geschichten darüber gehört und versuchte, mich gegen die unbekannte Kälte zu wappnen. Dort war es angeblich sogar tagsüber kälter als in den kältesten Nächten in Durban. Das war unvorstellbar für mich. Ich freute mich auf den Schnee, von dem ich viel erzählt bekommen hatte und den ich zumindest aus Filmen kannte. Wie mochte er sich anfühlen?

So viele Briefe wie in jener Zeit hatte ich noch nie an meine Mutter geschrieben. Ich schrieb in ein Heft, das bald voll war. Meine enge Handschrift füllte unzählige Seiten aus. Ich wollte meine Vorfreude mit ihr teilen. Sie würde mir sagen, was ich in der Fremde bedenken musste.

Meine liebe Mami!
Ich bin so aufgeregt! Ich kann nicht mehr schlafen. Ich werde fliegen, elftausend Kilometer weit, an das andere Ende der Welt. Ich würde dir so gern etwas aus Deutschland mitbringen. Dort gibt es wunderschöne Dinge. Meine liebe Mami! Wo bist du nur?
Deine kleine Tochter

George erwartete uns am Frankfurter Flughafen. Es war ungewohnt, ihn in dieser fremden Umgebung wiederzusehen. Überall hörte ich Deutsch und andere unbekannte Fremdsprachen. Menschen aus aller Welt hasteten durch die Gänge, und jeder schien irgendjemanden oder irgendetwas zu suchen. Uncle Patrick und George hatten sich einiges zu erzählen, sodass ich mich erst einmal neugierig umblickte. Ich wusste kaum, wohin ich zuerst schauen sollte.

»Wie fühlst du dich?«, fragte George mich, aber mir fehlten die Worte, um ihm zu antworten. Ich war in Europa, in Deutschland, ich stand am Anfang einer Reise, von der andere nur träumen konnten. Wenn meine Freunde und ehemaligen Klassenkameraden mich doch nur sehen könnten! Zinhle in Deutschland. Wenn ich doch nur meine Mutter anrufen könnte, um zu sagen: »Hi, Mum, ich bin gut angekommen. Wir hatten einen tollen Flug. Nach dem Abendessen an Bord bin ich eingeschlafen, und nach dem Frühstück war ich schon in Deutschland!«

Aber es gab niemanden, den ich anrufen wollte. Niemanden, der auf meinen Anruf wartete, niemanden, dem es wichtig war, zu erfahren, ob ich auch wirklich gut angekommen war, ob ich einen guten Flug hatte und wie kalt es hier wirklich war.

Ach, ich wollte nicht weiter darüber nachdenken. Ich freute mich auf das, was kam, auch wenn ich es nicht teilen konnte. Draußen vor der Tür wehte uns ein kalter Wind entgegen, und ich knöpfte meine neue Jacke zu.

Wir fuhren nach Aachen, wo Missio seine Zentrale hatte und George mit seiner Familie lebte. Schon am übernächsten Tag würden Uncle Patrick und ich unseren ersten öffentlichen Auftritt haben. Meine beiden Begleiter betonten, dass ich die Hauptperson der Reise sei. Ich war gespannt und versuchte, mich in der fremden Welt zu orientieren. Doch zunächst fühlte ich mich unglaublich müde. Seitdem mein CD4-Wert unter dem

Grenzbereich lag, bestimmte eine bleierne Müdigkeit meinen täglichen Rhythmus. Das würde sich erst mit der ARV-Therapie ändern, hatten die Ärzte gesagt.

Mein Schlafbedürfnis machte nun schon seit Wochen einen Strich durch sämtliche Pläne. Meine Müdigkeit war so stark, dass ich bisher kein natürliches Gegenmittel gefunden hatte. Aber damit musste ich leben, und auch meine Begleiter mussten es ertragen, überlegte ich, als mir während der Autofahrt die Augen zufielen.

Als vor unserem ersten öffentlichen Auftritt früh morgens mein Wecker klingelte, wusste ich zunächst nicht, wo ich mich befand. Erst allmählich dämmerte mir, dass ich in einer fremden Welt gelandet war, die etwas über mich und mein Leben erfahren wollte. Das war der Zweck dieser Reise. Selbst wenn ich gewollt hätte, ich durfte nicht weiterschlafen. Aus der Küche hörte ich Geräusche. Es duftete nach Kaffee, und ich zwang mich aus dem Bett. Als ich aus dem Fenster schaute, war die Welt von einem milchigen Schleier bedeckt. Durch das trübe Licht der Dämmerung entdeckte ich etwas, dass George nach langer Diskussion mit Uncle Patrick als »Raureif« bezeichnete. Der Schleier würde sich schon bald in Nichts auflösen, wurde mir erklärt, dabei hatte ich insgeheim auf meinen ersten Schnee gehofft. Als ich am Frühstückstisch saß, war ich noch zu müde zum Sprechen. Ich schaute mich um und entdeckte eine Fülle an Familienfotos. Glückliche Kinder mit ihren glücklichen Eltern. Ich besitze nicht ein einziges Kinderfoto von mir. Ich bin nie fotografiert worden. Niemand hatte je ein Interesse daran gehabt, mich zu fotografieren. Ich habe keine Ahnung, wie ich als Kind aussah. Ich weiß nicht einmal sicher, wie ich heiße und wann ich geboren bin. Verdammt! Nicht daran denken! Nicht jetzt! Ich nahm einen Schluck Kaffee und unterdrückte ein Gähnen. Irgendwie musste ich zu Kräften kommen.

In der Zentrale von Missio wollten wir uns gemeinsam mit den dortigen Mitarbeitern und einer Besuchergruppe den prämierten Film *Sie nennen mich Smiley* von Dorothee Luther und Alexander Thümmler anschauen. Die Planung sah vor, dass Uncle Patrick und ich im Anschluss daran Fragen beantworteten.

Es waren vielleicht vierzig Leute im Raum, und fast alle waren sie weiß. Das war ein ungewohnter Anblick. Egal wohin ich seit meiner Ankunft in Deutschland geschaut hatte, überall waren Weiße. Bei meinen Blicken aus dem Autofenster, bei George, auf dem Parkplatz, auf dem Weg durch die Flure des Missio-Gebäudes, und nun auch hier im Publikum.

George begrüßte das Publikum und hielt eine kurze Rede. Er stellte zunächst mich und Uncle Patrick vor und dann Hughlene, eine südafrikanische Mitarbeiterin von Missio, die für uns übersetze. Ich war nervös, aber solange Uncle Patrick und George in meiner Nähe waren, konnte mir nichts passieren. So dachte ich zumindest.

Es war das erste Mal, dass ich den Film zu sehen bekam. Die Aufnahmen waren mittlerweile drei Jahre alt, und ich fand mich deutlich jünger aussehend. In manchen Einstellungen wirkte ich so traurig, wie ich es mir kaum hätte vorstellen können. So hatte ich mich selber noch nie gesehen. Als Hughlene mir die Worte meiner deutschen Filmstimme übersetzte, war ich erstaunt über die präzisen Details, die diese Stimme über mich und mein Leben preisgab. Sie erzählte von meiner Erinnerung an einen Ort, an dem ich als kleines Mädchen allein zurückgelassen worden bin. Beim Anblick der Szene auf der Drehscheibe des Kinderspielplatzes verlor ich meine Beherrschung. Die deutsche Mädchenstimme sprach über meine Vergewaltigungen, über das Messer an meiner Kehle, über das stinkende Tuch auf meinem Mund und über die brutale Gewalt, mit der ich gequält worden bin. Ich musste meinen Blick von der Leinwand abwenden und fand kein Mittel gegen mein Schluchzen. Je mehr ich mich um Fassung bemühte, desto weniger gelang es mir. Uncle Patrick strich mir über den Rücken. Die Zuschauer schauten mehr zu mir, als auf den laufenden Film. Ich weinte, und Hughlene legte tröstend ihre Hand auf meinen Arm. Mein Gott, wie konnte ich meine Tränen stoppen? Es tat so weh, mich selber im Film zu sehen. Durch einen Schleier von Tränen sah ich die Betroffenheit der Zuschauer. Alle im Raum wussten nun um meine Geschichte, alle kannten die Details meiner Misshandlungen, und alle wussten, dass ich infiziert worden war. Auf dieses Szenario war ich nicht vorbereitet. Als der Film beendet war, trat eine seltsame Stille ein. Manche schauten mich an, andere schienen selbst um Fassung zu ringen. Hughlene versuchte, mir zu helfen. Schließlich ergriff George das Wort und bat das Publikum um Fragen. Uncle Patrick erzählte ihnen etwas über St. Philomena's, aber schließlich richteten sich die Fragen direkt an mich. Ich hörte, wie mutig ich sei und wie stark. Manche wollten wissen, ob ich inzwischen bei einer Pflegefamilie untergekommen sei. Andere fragten nach meinem Gesundheitszustand. Es war schwer für mich, vor den Fremden zu sprechen. Immer wieder versagte meine Stimme, und immer wieder schaute George mich fragend an. Ich nickte, als Zeichen, dass ich weitererzählen wolle. Jede Frage wirkte wie ein Stich in mein Herz. Worauf hatte ich mich eingelassen? Warum schwoll der Kloß in meinem Hals immer weiter an? Ich war erleichtert, als die Veranstaltung beendet war.

Danach wollte ich nur noch schlafen, mich unter einer Decke verkriechen und nichts sehen und nichts hören müssen.

Am nächsten Tag hatten wir einen weiteren Termin mit einer Schulklasse. Die Jugendlichen hatten im Unterricht bereits vieles über Aids gelernt und fragten mich nach meinen Erfahrungen. Bei dieser Zusammenkunft fiel es mir leichter, etwas zu sagen. Die Teenager waren mir vertrauter, auch wenn sie fast alle weiß waren und sicher keiner von ihnen über eigene Erfahrungen mit HIV oder gar Aids verfügte. Sie applaudierten, als ich sagte, ich wolle nicht länger schweigen und mich nicht für meine Krankheit schämen. Sie fragten, wie mein Zimmer als Jugendliche aussah und konnten nicht glauben, dass ich noch nie ein eigenes Zimmer bewohnt hatte. Manche wollten sogar wissen, ob ich einen Freund hatte und ob er wüsste, dass ich infiziert sei. Ich suchte nach Antworten auf Fragen, die ich mir selber schon oft vergeblich gestellt hatte. Gern hätte auch ich ihnen Fragen gestellt, aber das traute ich mich zu Beginn unserer Tour noch nicht. Die Jugendlichen waren erstaunlich gut über die Krankheit informiert, sie wussten, wie man sich gegen eine Infektion schützte und dass es Medikamente gegen die Ausbreitung des Virus gab. Aber niemand von ihnen kannte jemanden, der Aids hatte. Ich war die erste Person, der sie ihre Fragen stellen konnten.

Wie hart mein Vergewaltiger bestraft worden sei, wollte ein Mädchen wissen, und ich sagte ihr die Wahrheit. Ich sah Tränen in den Augen mancher Schülerinnen und war gerührt über ihre Rührung. Lange nachdem die verabredete Zeit vorüber war, stellten sie mir immer noch Fragen und unterbrachen mich mit ihrem Applaus. Es hat mir wirklich gutgetan, vor ihnen zu sprechen.

An einem der folgenden Tage brachte George uns in Mainz mit einer Schirmherrin von Missio zusammen, die mich bei einer Pressekonferenz unterstützen wollte. Man hatte mir erzählt, dass sie eine prominente Fernsehmoderatorin sei, und ich versuchte, mir ihren Namen und alle wichtigen Informationen zu merken. Die groß gewachsene Frau mit den blonden Haaren reichte mir die Hand und stellte sich lächelnd vor. Gundula Gause fragte nach meinem Befinden, und ich bemerkte ihren offenen und warmen Blick. Sie schien alles zu registrieren und gab ihren freundlichen Worten dadurch einen besonderen Nachdruck. Wir plauderten eine Weile miteinander, und ich spürte, dass es der Fernsehmoderatorin wirklich am Herzen lag zu helfen, und plötzlich hatte ich das Gefühl, gemeinsam mit ihr könnten wir viel mehr erreichen.

Bevor Uncle Patrick und ich zurück zur Missio-Zweigstelle nach München fuhren, mussten wir uns von George verabschieden. Unzählige Male bedankte er sich für meine Mitwirkung an der Schutzengel-Kampagne und wünschte mir Kraft und Mut für meine weiteren Termine in Deutschland. Schon bald würden wir uns in Südafrika wiedersehen. Ich dankte ihm meinerseits, und hatte einmal mehr das Gefühl, er sei der Schlüssel zu meinem öffentlichen Auftreten als HIV-infizierte Frau vor fremden Menschen. Er war einer der Menschen, die mir den Mut dazu gegeben haben. Am Bahnhof nahmen wir uns in den Arm, was sich in den dicken Jacken seltsam anfühlte. Als umarme man eine Decke. In letzter Sekunde sprang ich in den Zug, der exakt um die Uhrzeit abfuhr, die angekündigt war. Das gab es bei uns nicht.

George blieb auf dem Bahnstieg stehen, zeigte auf sein Handy und tat so, als tippe er eine SMS. Ihm gefielen meine Nachrichten vom anderen Ende der Welt, hatte er gesagt, und ich könne damit ruhig ein wenig fleißiger sein. Eine Nachricht im Monat sei nicht genug. Ich nickte heftig mit dem Kopf und hielt mein Handy an das Fenster. Als Uncle Patrick und ich kurz darauf allein in einem Zugabteil saßen, bemerkte er meine Müdigkeit. Ich konnte meine Augen kaum noch offen halten und wickelte mich in meine Winterjacke ein.

»Ruhe dich ein wenig aus, Zinhle. Ich weiß, wie anstrengend die letzten Tage für dich waren. Du hast es sehr gut gemacht. Die Menschen waren beeindruckt von dir. Ich bin sehr stolz auf dich«, sagte er. Schon im nächsten Moment wurde ich vom monotonen Geräusch des Zuges in den Schlaf geschaukelt.

In München und Umgebung hatten wir ein straffes Programm zu bewältigen. Ich war beinahe am Ende meiner Kräfte, als unser wichtigster Auftritt anstand. Zum Internationalen Welt-Aids-Tag fuhren wir nach Nürnberg. Im dortigen Reichsdokumentationszentrum war eine zentrale Veranstaltung mit Politkern und Medienvertretern geplant. Bereits das Gelände und das gewaltige Gebäude mit dem alten Gemäuer und den modernen Anbauten beeindruckten mich und machten mich nervös. Was würde mich erst im Innern erwarten? Von einer Missio-Mitarbeiterin wusste ich, dass zunächst eine gekürzte Fassung unseres Films gezeigt werden sollte. Im Anschluss daran solle ich anlässlich des besonderen Gedenktages eine kurze Rede halten. Uncle Patrick und ich hatten etwas vorbereitet, aber als ich die Zuschauermassen sah, schoss mir eine beängstigende Hitze in die Wangen. Irgendwie musste ich mich beruhigen. Es waren an die fünfhundert Menschen gekommen, zumeist Jugendliche aus Nürnberg, die bereits auf die Aids-Problematik und meine Geschichte vorbreitet waren. Im Unterricht war ihnen die Originalfassung des Smiley-Films gezeigt worden.

Eine Dame vom Bayerischen Rundfunk moderierte die Veranstaltung. Sie war mir auf Anhieb sympathisch, und ihre zuvorkommende Art gab mir Sicherheit. Nachdem wir die Filmausschnitte gesehen hatten und ich mich für das Interesse an meiner Geschichte bedankte, brauste der Beifall los. Es war überwältigend. Diese Jugendlichen klatschten, und ich fragte mich, ob sie mir Mut machen wollten oder mich bereits mutig fanden. Ganz gleich, was ich sagte, sie spendeten mir Applaus. Wir diskutierten sogar über meine anfängliche Ablehnung gegen ARVs. Es war schwierig, ihnen mein Gottvertrauen und meine Ängste vor den starken Präparaten zu erklären. In ihren Augen waren es lebensrettende Medikamente, an deren Wirkung nicht zu zweifeln sei. Aber diese Jugendlichen waren nicht infiziert, und sie hatten nicht über viele Jahre immer wieder hören müssen, dass ARVs den Körper vergiften. Für sie gab es keinen Zweifel an der positiven Wirkung der modernen Aids-Therapie. Für sie gab es nur die eine Wahl!

Als ich *safer sex* und die Notwendigkeit des Schutzes durch Kondome propagierte, wurde besonders laut applaudiert und der Saal war erfüllt vom Klatschen der vielen Hände. Uncle Patrick hatte zuvor die ABC-Methode dargestellt, der sie gespannt zugehört hatten. Abstinenz, Treue, Kondome oder Tod, *abstain, be faithfull, condom* oder *death* schienen eine gewisse Schockwirkung auf sie gehabt zu haben.

Als die Veranstaltung offiziell beendet war, wurde ich von zahllosen Jugendlichen umringt.

»Du bist eine kleine Heldin«, flüsterte Uncle Patrick mir zu, bevor ich vom Pulk der überaus wissbegierigen jungen Menschen umringt wurde. Die meisten von ihnen waren viel größer als ich, und so kam ich mir winzig vor. Einige Jungen schienen gar zwei Köpfe größer zu sein. Ich war in einem Land von Riesen gelandet. Manche von ihnen waren vermutlich noch im Wachstum.

»Smiley, du siehst wunderschön aus«, sagte ein junges Mädchen zu mir, »noch viel besser als in dem Film.«

»Danke.«

»Lange Haare stehen dir super!«

Ich hatte nicht erwartet, dass ich in Deutschland auf meine Frisur angesprochen würde, aber ich merkte, wie gut es mir tat. Ich schenkte dem Mädchen mein schönstes Lächeln.

»Ich finde es gut, dass du bald mit den Medikamenten beginnst«, sagte ein junger Mann und zeigte mit seinem Daumen in die Höhe.

»Wir wollen mehr über dich und dein Leben erfahren!«, rief jemand.

»Kannst du nicht ein Buch schreiben? Der Film ist viel zu kurz. Wir wollen wissen, wie es weitergeht.«

»Ein Buch?«, fragte ich. Erst vor Kurzem hatte ich selbst zum ersten Mal daran gedacht. George hatte mich gefragt, welche drei Wünsche ich mir von einer Fee erfüllen lassen würde, wenn ich könnte. »Ein Buch über mein Leben schreiben«, hatte ich spontan geantwortet. »Und den dazugehörigen Mut haben!«

George hatte offenbar mit einer anderen Antwort gerechnet, denn er wirkte verwirrt und traurig zugleich. Als ich ihm sagte, dass ich vermutlich nicht alt werde und ein Buch nicht zum Geld verdienen, sondern zum Aufklären schreiben wolle, hatte er mir nur stumm und betroffen zugenickt.

»Meint ihr wirklich, ich soll ein Buch schreiben?«, fragte ich die fremden Jugendlichen und hatte plötzlich das Gefühl, sie könnten mir einen entscheidenden Hinweis geben, der mich bestärkte, tatsächlich zum Stift zu greifen.

»Ja, darin könntest du selber zu Wort kommen und alle deine Geschichten erzählen. Du hast schon so viel erlebt. Du bist so mutig und hast so viel Kraft«, sagte eine junge Frau mit blonden Locken und strahlend blauen Augen.

Ich fragte mich, über wen diese hübsche junge Dame redete. Meinte sie mich? War ich mutig und hatte Kraft?

»Dürfen wir ein Foto mit dir machen«, fragte ein anderes Mädchen, und schon war ich von einer Gruppe Jugendlicher umringt, in deren Mitte ich mich stellen sollte und die reihum den Platz wechselten und auf den Auslöser drückten.

Mir gingen die Worte nicht aus dem Kopf. *Ein Buch schreiben!* Vielleicht war das wirklich eine gute Idee! Niemand erzählt mir meine Geschichte, die Geschichte meiner Herkunft, die Geschichte meiner Ahnen und meiner Familie, überlegte ich. Aber vielleicht werde ich meine ganz eigene Geschichte erzählen! Ja, das sollte ich tun!

»Magst du uns etwas über dich erzählen?«, fragte mich später ein Radiosprecher bei einem Interview, und ich spürte plötzlich ein enormes Verlangen, über mich und mein Leben zu berichten. Ich räusperte mich kurz und sprach ins Mikrofon:

»Mein Name ist Smiley. Ich bin HIV-positiv. Angesteckt hat mich mein Stiefbruder. Als er mich zum ersten Mal vergewaltigt hat, war ich neun Jahre alt. Mit der Diagnose zu leben ist nicht einfach, aber die Zeiten sind vorbei, in denen ich wünschte, ich wäre tot, weil ich den Schmerz, die Angst und die Demütigung nicht mehr ertragen konnte. Durch die Unterstützung wunderbarer Menschen und durch meinen Glauben habe ich gelernt, die Krankheit zu akzeptieren und meinem Leben einen Sinn zu geben. Ich sehe es inzwischen als meine Aufgabe an, immer wieder das Gespräch mit Jungen und Mädchen zu suchen, um ihnen meine Geschichte zu erzählen. Ich möchte, dass sie über Ansteckung und Folgen der Krankheit aufgeklärt werden. Denn Aufklärung ist der beste Schutz. Manchmal fragen mich meine Freunde, wie es kommt, dass ich trotz meiner Krankheit fröhlich sein kann. Aber dann frage ich zurück, warum ich nicht lachen soll. Bloß weil ich HIV-positiv bin, muss ich nicht unglücklich sein. Und ehrlich gesagt, bin ich überhaupt nicht unglücklich. Ich bin sogar sehr glücklich, in Deutschland sein zu dürfen. Darüber würde sich sicher jedes normale südafrikanische Mädchen freuen. Und ich bin ein normales südafrikanisches Mädchen. Ein ganz normaler Mensch mit einem ganz normalen Leben.«

Dann fragte mich der Radiosprecher nach meinen Eindrücken in Deutschland, und ich sagte, dass ich neugierig geworden bin und noch viel mehr sehen möchte. »Leider ist mir ständig kalt. Draußen halte ich es nicht lange aus.«

»Smiley, was hat dich besonders beeindruckt?«

»Dass selbst in der Dunkelheit überall Menschen auf den Straßen zu sehen sind. Auch Frauen habe ich allein spazieren gehen gesehen, und sie schienen keine Angst zu haben. Niemand scheint Angst zu haben. In Deutschland ist es offenbar normal, im Dunkeln draußen zu sein. Vor den Kinos und Restaurants habe ich Menschen gesehen, die sich nicht ein Mal nervös umgeschaut haben. Hier lauert anscheinend nirgendwo eine Gefahr. Und anstatt in ein Taxi zu steigen, um nach Hause oder zu einem anderen Lokal zu kommen, geht man hier zu Fuß, selbst mitten in der Nacht. Manche fahren sogar mit dem Fahrrad, obwohl es kalt ist und sie nicht arm aussehen. Ich kann es irgendwie nicht verstehen. Gibt es hier denn keine Verbrechen, keine Überfälle, keine bewaffneten Kriminellen, die einem ihre Messer oder Pistolen unter die Nase halten? Ich bin fasziniert, aber trotzdem habe ich mich selbst noch nicht getraut, am Abend allein auf die Straße zu gehen. Manchmal habe ich das Gefühl, von Lebensmüden umgeben zu sein, die ihr Schicksal herausfordern. In meiner Heimatstadt, in Durban, würde das niemand machen. Es ist ein ganz anderes Leben.«

»Das ist wirklich spannend, Smiley. Wenn man hier lebt, dann vergisst man oft, wie sicher wir im Vergleich zu anderen Menschen in anderen Ländern leben«, sagte der Radiosprecher.

»Aber mir ist noch etwas aufgefallen, und das finde ich nicht so gut. Es gibt zu wenige Aufklärungsplakate zum Thema Aids. Wo sind sie? Wo findet man Informationen über kostenlose und anonyme Tests? Gibt es das in Deutschland nicht? Gibt es in Deutschland überhaupt genug Aufklärung? In meinem Land ist das Thema Aids viel zu lange verschwiegen worden. Das Resultat ist dramatisch. Ich habe gehört, dass auch hier die Krankheit noch mit Tabus besetzt ist. Solange nicht überall offen darüber gesprochen wird, ist die Gefahr der Ansteckung groß. Und Schweigen führt zu einem sehr einsamen Tod der Betroffenen. Das ist unmenschlich. Kein Mensch sollte in Scham und Einsamkeit sterben müssen. Deshalb wünsche ich mir, dass überall auf der Welt offen über HIV und Aids gesprochen wird!«

Als ich den Senderaum verließ, legte Uncle Patrick seinen Arm um meine Schultern. Ich konnte mich kaum noch auf den Beinen halten. Die Anstrengung der letzten Tage überwältigte mich.

Unser offizielles Programm war beendet, und wir fuhren nach Wien, wo Uncle Patrick Freunde hatte und wo auch zwei ehemalige Praktikantinnen aus St. Philomena's lebten, die ich besuchen wollte. In Österreich angekommen, fühlte ich mich zum ersten Mal in meinem Leben wie im Urlaub. Alle Sorgen und alle Aufgaben schienen plötzlich weit weg zu sein. Christine und Anna waren nur wenige Jahre älter als ich. Als sie ihr Praktikum in St. Philomena's absolviert hatten, lebte ich bereits mit Aunty Glenda und der Jugendwohngruppe im separaten Haus in der Nachbarschaft. Die beiden Österreicherinnen waren häufig zu uns gekommen, und wir hatten gemeinsam gekocht, vor dem Fernseher gesessen oder Musik gehört. Die beiden waren in Durban sogar einige Male in Bars gewesen und hatten mir davon erzählt. Für ein Zulumädchen wie mich, noch dazu minderjährig, war es ausgeschlossen gewesen, sie zu begleiten.

In Wien führten meine Begleiterinnen mich über einen Weihnachtsmarkt im Stadtzentrum, und ich kam aus dem Staunen nicht mehr heraus. Hier schien ein gigantisches Museum zu stehen. Die Holzhäuschen auf dem Markt, der Duft der Speisen und Getränke, die Pferdekutschen vor prächtigen Bauwerken und die Menschen in ihrer warmen Kleidung wirkten wie in einer Märchenwelt. Niemand schien Sorgen zu haben, das Leben der Österreicher bestand aus Freude und Feiern. Fast alle zeigten lächelnde Gesichter. Ich aß seltsame Köstlichkeiten und kaufte lustige Souvenirs.

Für den Abend schlug Anna einen Diskobummel vor. Das

mache sehr viel Spaß, erzählten sie mir, und ich versuchte, mir etwas darunter vorzustellen. In Durban war ich bisher nie in einer Bar oder in einer Diskothek gewesen. Gemeinsam machten wir uns hübsch, und die beiden überschütteten mich mit Komplimenten über meine Frisur, meine Figur, meine Kleidung und mein Lächeln. Wir sparten nicht an aufwendigem Make-up und gingen gemeinsam zu einer Bahnstation. Ich kannte mich weder mit dem Lösen von Fahrkarten aus, noch wusste ich, wo wir uns befanden und wohin die Stadttour gehen sollte. Wir saßen in einer Tram, einem seltsamen Zug, der auf schmalen Schienen durch die Stadt rollte. Mich begeisterte alles, was ich sah, und Anne und Christine freuten sich über mein Erstaunen. Wir erinnerten uns an ihre Zeit in Durban und ihre damalige Verwunderung über meine Stadt. Plötzlich gab es eine Fahrscheinkontrolle, und beim Halten der Straßenbahn an der nächsten Stadion schnappten meine Begleiterinnen mich, und wir sprangen gemeinsam hinaus.

»Zinhle, komm schnell, wir haben völlig vergessen, Karten zu ziehen.«

Ich verstand kaum, worum es ging, aber nachdem wir uns aus dem Staub gemacht hatten und in Sicherheit waren, lachten wir lauthals über unser kleines Abenteuer. In der Diskothek war es wunderbar warm, das Licht wechselte ständig die Farben und Laserstrahlen warfen verwirrende Muster in den Raum. Wir wurden von jungen Männern angesprochen und ließen uns von ihnen auf die Tanzfläche locken. Die meisten Songs kannte ich und sang ausgelassen mit. Ich bewegte mich im Rhythmus der Musik und hatte meinen Spaß. *Tanzen ist leben.* Erst spät in der Nacht fuhren wir mit einem Taxi nach Hause. So viel Freude hatte ich schon lange nicht mehr gehabt. Das Leben konnte so schön sein! Mit den Gedanken an die durchtanzte Nacht und einem zufriedenen Lächeln schlief ich ein.

Ständig suchte ich nach Geschenken für die Daheimgebliebenen und musste dabei immer wieder die Gedanken an meine Mutter beiseite schieben. Überdeutlich spürte ich, dass ich im Grunde genommen nach Geschenken für sie Ausschau hielt. Ihr wollte ich zeigen, welche Schätze ich *overseas*, in Deutschland und in Österreich, für sie gefunden hatte. Doch stattdessen kaufte ich Andenken für meine Gastfamilie in Woodlands. Granny, die betagte Mutter des Hauses, konnte ich nicht als Pflegemutter ansehen. Im Grunde genommen waren sie nur eine Gastfamilie, die einen Mietzuschuss bekam. Mit ihrer Tochter teilte ich zwar ein Zimmer, aber wir waren uns trotzdem nie nahgekommen. Die beiden Enkelkinder im Teenageralter saßen zumeist vor dem Fernseher. Es machte wenig Freude, etwas für sie auszusuchen, aber trotzdem wollte ich nicht mit leeren Händen zurück in das grüne Haus in Woodlands kommen.

Meine Zeit in Europa ging viel zu schnell vorüber. Schon bald hieß es Abschied nehmen. Kurz vor dem Einchecken in Frankfurt sah ich aus dem Augenwinkel eine Telefonzelle. Wäre es nicht das Normalste von der Welt gewesen, auch in diesem Moment die eigene Mutter anzurufen? »Mami, gleich geht es los. Morgen Mittag bin ich schon bei dir. Nach dem Umsteigen in Jo'burg fliege ich sofort weiter nach Durban und dann bin ich schon bei dir«, das würde ich sagen.

Ich wagte es nicht, Uncle Patrick etwas über meine Fantasien zu erzählen. Ob er meine seltsamen Gedanken und Wünsche verstehen konnte? Ob er meine Gefühle absurd fand? Ich hatte ihn selten über seine eigene Mutter sprechen hören. Sie musste eine alte Frau sein, überlegte ich. Ob der Direktor sie aus Deutschland angerufen hatte?

19 Aids, Medizin und das Leben mit dem Tod

Das Jahr 2007 beginnt mit einer sehr guten Nachricht. Die spezielle Wirkstoffkombination der antiretroviralen Medikamente bremst den Virus bei der Vervielfältigung in meinem Körper. Doch noch immer sträube ich mich innerlich gegen die ARVs, obwohl ich weiß, dass mir keine Wahl bleibt und ich dem Tablettencocktail dankbar sein sollte. Mir geht es gut, sage ich mir immer, wenn ich eine Tablette zwischen meine Finger nehme und in den Mund schiebe. Mir geht es gut, denke ich beim Schlucken der Pille. Ich führe ein weitgehend normales Leben. Mit einigen entscheidenden Unterschieden. Jeden Tag werde ich mindestens zweimal daran erinnert, dass ich Aids habe, jeden Tag muss ich zweimal Tabletten einnehmen, jeden Tag bis zum letzten Tag meines Lebens. Reflexartig greife ich nach meiner Tasche und kontrolliere, ob meine Tabletten im richtigen Fach stecken. Am Morgen und am Abend muss ich pünktlich an meine Medikamente denken. Meistens habe ich sie griffbereit. Mein Leben ist von ihnen abhängig. Wenn ich auf dem Rückweg von der Arbeit aufgehalten werde, dann muss ich meine Tabletten in der Tasche haben. Sie sind mein Lebenselixier. Und jeden Tag habe ich mit den Nebenwirkungen der Medikamente zu kämpfen. Am schlimmsten ist die Müdigkeit. Mein ständiges Gähnen ist mir unangenehm, aber ich kann nichts dagegen tun. Die Müdigkeit darf mein Leben nicht dominieren. Ständig versuche ich, mich ihr nicht zu ergeben. Ich bin es, die die Müdigkeit kontrollieren muss, nicht die Müdigkeit mich. Singen hilft gegen Müdigkeit, und so habe ich häufig ein Lied auf den Lippen. Ein Gospelsong kann mich richtig munter machen.

Manchmal möchte ich die Tabletten wegwerfen. Ich wäre nicht die Erste, die das Schlucken nicht mehr erträgt und sich verweigert. Manche Infizierte suchen in ihrer Verzweiflung Hilfe bei den Isangomas, den Naturheilern Südafrikas. Auch ich spiele immer wieder mit dem Gedanken, zu einem von ihnen zu gehen. Vielleicht zu einer Frau, einer Naturheilerin, die über besondere Kräfte verfügt. Wir nennen sie auch *prophets*.

Die meisten Menschen in meiner Umgebung, besonders jene, die meinen Weg über viele Jahre gelenkt und begleitet haben, die Sozialarbeiterinnen und Betreuer, zeigen ein gewisses Verständnis für den Besuch bei einer Isangoma. Aber ich kenne auch ihre warnenden Stimmen vor allzu großen Hoffnungen und vor allem davor, meine ARVs zugunsten einer geheimen Mixtur der Isangoma zu vernachlässigen. ARVs vertragen sich nicht mit diesen Mixturen, und die moderne Medizin muss mit einer Genauigkeit von neunzig Prozent eingenommen werden. Bei zehn Einnahmen darf ich nur einmal von der festgelegten Uhrzeit abweichen. Eine gänzliche Unterbrechung der Therapie und eine anschließende Wiederaufnahme kann die Wirkung sogar ins Gegenteil verkehren. Jedes Experiment und jede Vernachlässigung birgt Gefahren. Und trotzdem denke ich immer wieder an die Isangomas der Zulus. Über ihre Fähigkeiten werden wundersame Dinge erzählt. Sie kennen sich nicht nur mit besonderen Heilverfahren aus, sondern sie können auch den Weg zu Verschwundenen weisen. Viele Zulus sind von den Kräften der Isangomas überzeugt. Meine eigenen Zweifel kommen durch meine Erziehung in St. Philomena's und meinen christlichen Glauben. Wäre ich ein traditionell erzogenes Zulu-Mädchen, dann gäbe es diese Zweifel möglicherweise nicht. Vielleicht kann eine Isangoma den Weg zu meiner Mutter finden. Ich habe gehört, dass Menschen unbewusst Barrieren aufgebaut haben, die ihnen den Zugang zu anderen Menschen verwehren. Vielleicht habe auch ich eine unsichtbare Barriere aufgebaut, die eine Kontaktaufnahme zu meiner Mutter verhindert. Eine starke Isangoma kann Mittel finden, um diese Barrieren zu öffnen. Isangomas nehmen Geld für ihre Dienste, manche sogar viel Geld. Aber was bedeutet schon Geld, wenn man am Ende des Weges einen geliebten Menschen in die Arme schließen kann? Ich sollte noch bescheidener leben, von meinem geringen Lohn nur das Nötigste für meinen Lebensunterhalt ausgeben und den Rest sparen. Dann könnte ich eines Tages eine zuverlässige Isangoma aufsuchen! Ja, das sollte ich tun! Eines Tages werde ich diesen Weg gehen! Es ist allemal besser, es auszuprobieren und Gewissheit zu haben. Welche Gewissheit auch immer. Doch was mache ich, wenn meine Prophetin schlechte Nachrichten hat? Wenn mir gesagt wird, dass meine Mutter nicht mehr lebt? Oder wenn ich betrogen werde? Es gibt Scharlatane unter den Isangomas. Wenn der Abgrund, in den ich dann falle, zu tief und zu dunkel für mich ist?

Eigentlich habe ich keinen Grund, an der Kraft Gottes zu zweifeln, geht es mir immer wieder durch den Kopf. Er hat mir so viel Gutes getan. Ich habe viele Jahre in Sicherheit leben können. Diese Jahre haben mich zu der Frau gemacht, die ich jetzt bin. Sie haben mich auf das Leben als alleinstehende Frau vorbereitet, das ich womöglich vor mir habe. Und Gott hat mich auf diesem Weg stets begleitet. Ich habe seine Existenz im Rascheln der Blätter im Wind gespürt. Deutlich drang seine Botschaft zu mir durch. Gott existiert in jeder Regung. Ich bin ein Geschöpf Gottes. Gott liebt mich.

Ach, wenn ich meine Zweifel doch nur beiseiteschieben und meine finsteren Gedanken abstellen könnte. Wenn ich doch nur endlich Ruhe finden könnte. Von der Suche nach meiner Mutter durch eine Isangoma habe ich keinem meiner ehemaligen Betreuer etwas gesagt. Sie glauben sicher nicht an diese Dinge. Auch für mich stellt es ein großes Wagnis dar. Als Christin habe ich Bedenken vor den Versprechungen der Wunderheiler. Aber ich bin auch eine Zulu. Die Männer und Frauen mit der wundersamen Kleidung und den seltsamen Ritualen haben schon vielen Menschen geholfen. Warum nicht auch mir? Sie können Kranke heilen, verlorene Lieben retten und Verschwundene aufspüren. Seit vielen Jahren verlasse ich mich einzig und allein auf die moderne Medizin. Mitte der Neunzigerjahre habe ich mein positives Testergebnis bekommen. Fast zwölf Jahre habe ich ohne ARVs leben können. Einige Jahre nach dem Testergebnis, als ich alt genug geworden war, um die Krankheit zu verstehen, hatte ich eine Idee. Ich hatte mir vorgenommen, fünfzehn Jahre nach dem positiven Testergebnis eine Überlebensparty zu feiern. Das wäre in wenigen Jahren. Damals galt eine Überlebensphase von fünfzehn Jahren als hoch. Damals hatte ich von niemandem gehört, der es länger als zwölf Jahre geschafft hatte. Es gab keine Medikamente, keine wirkliche Hilfe. Ich war ein Teenager und hatte die verbliebenen Jahre gezählt. Der Tag meines positiven Testergebnisses ist ein entscheidender Tag für mich. Er hat meinem Leben eine Wendung gegeben. Mein Geburtstag sagt mir nicht viel, das genaue Datum kenne ich ja nicht einmal. Aber ein Überleben trotz Aids ist der beste Anlass, das Leben zu feiern. Nichts anderes ist doch eine Geburtstagsparty, das Feiern des Lebens. Inzwischen sind die Überlebenschancen auch in Südafrika weit besser als früher. Niemand spricht mehr von den *letzten fünfzehn Jahren*. Es gibt sogar Stimmen, die behaupten, die Lebenserwartung Infizierter gleiche sich unter der Einnahme von ARVs denen gesunder Menschen an. Ich weiß es nicht, und ich bin auch niemand, der sich ständig über neuste medizinische Erkenntnisse informiert. Ich lebe mein Leben, und ich kann nur sagen, dass es kein normales Leben ist. Gott allein gibt mir die Kraft für die Zukunft. Uncle Patrick sagte kürzlich zu mir, ich solle meine Party auf den fünfundzwanzigsten Jahrestag nach dem positiven Testergebnis verschieben und dann alle zehn Jahre erneut feiern. Vielleicht hat er recht.

Wenn mein CD4-Wert bereits Ende der Neunzigerjahre auf die kritische Marke von unter 200 gesunken wäre, dann hätte es keine Hilfe für mich gegeben. Wer heute in erreichbarer Nähe von einer Krankenstation oder Klinik lebt, hat einen fast ungehinderten Zugang zu ARV-Medikamenten. Und die spezielle Medikamentenkombination wird ständig weiterentwickelt und verbessert. Doch bis es in Südafrika so weit war, haben Menschen wie Gugu Dlamini viel riskiert, und manche haben diesen Kampf verloren. Auch ich habe im Grunde erst wenige Male den Mut gefunden, laut und öffentlich über meinen Status zu sprechen. Bis hierhin war es auch für mich ein weiter Weg, und die erforderliche Kraft für ein offenes Bekenntnis habe ich erst durch die Unterstützung mir nahestehender Menschen bekommen, und durch die Erfahrungen, die ich während meiner Deutschlandreise machen durfte.

Seit Jahren gehören die körperlichen Reaktionen der Immunschwäche zu meinem Leben. Aber trotz dieser langen Erfahrung sind mir die tagtäglichen und allgemeinen Begleiterscheinungen der Krankheit vertrauter als die Welt der Moleküle, Rezeptoren, ARVs und die Bedeutung sinkender CD4-Werte. Aids, die todbringende Krankheit, gehört zum Dasein der meisten Menschen, die ich kenne. Selbst wenn bei Weitem nicht alle von ihnen den Virus in sich tragen, sind sie auf die eine oder andere Weise mit den Auswirkungen konfrontiert.

Samstag etwa ist der Tag der Beerdigungen. Am Vormittag kann man in der ganzen Stadt Beerdigungsgesellschaften beobachten. Auf den Friedhöfen herrscht Hochbetrieb. Es vergeht kaum ein Monat, an dem ich nicht an einer Beerdigungsfeier teilnehme. Es sind meistens Bekannte oder Kollegen, die an den Folgen der Immunschwächekrankheit gestorben sind. Ihre Familien richten Trauerfeiern aus, an der auch die Freunde von Freunden der Verstorbenen teilnehmen. Oftmals habe ich die Verstorbenen nicht persönlich gekannt, aber in unserer Kultur ist es üblich, dass die Trauergemeinde über den eigenen Familien- und Bekanntenkreis hinausgeht. Es ist sogar schon vorgekommen, dass ich an einem Samstag zwei Trauerfeiern besucht habe. Die Menschen in Südafrika sind der Überzeugung, eine festliche Beerdigung sei das Letzte, was man für einen Menschen tun kann. Aus diesem Grund versuchen die Angehörigen für den Verstorbenen eine möglichst aufwendige und schöne Feier zu zelebrieren. Dabei übersteigen die anfallenden Kosten oft das Vielfache eines Monatseinkommens. Die Trauergäste ihrerseits ziehen ihre beste Kleidung an und machen sich hübsch. Bei diesen Anlässen kann man oft Hunderte von Menschen treffen und sich dabei an Fleisch und Pap satt essen. Nicht selten werden eine Kuh und eine Ziege geschlachtet, und die Bewirtung ist üppig. Man lernt Leute kennen und trauert gemeinsam.

Über den Verstorbenen wird bei diesen Anlässen niemals ein schlechtes Wort verloren. Es wird auch nie über die Todesursache Aids gesprochen. Selbst bei jungen Opfern wird es immer heißen, sie seien an Tuberkulose, Lungenentzündung oder Krebs gestorben. Bisher habe ich bei einer Trauerfeier noch nie gehört, dass die Todesursache Aids war. Bei Beerdigungen ist dieses Wort tabu. Und so kam es einem Wunder gleich, als unser ehemaliger Präsident Nelson Mandela im Januar 2005 der Öffentlichkeit mitgeteilt hatte, dass sein Sohn an Aids gestorben war: »Lasst uns die Krankheit öffentlich machen und nicht verstecken, denn offen mit ihr umzugehen und zu sagen, dass jemand an Aids gestorben ist, ist die einzige Möglichkeit, sie als normale Krankheit wie Tuberkulose und Krebs anzusehen. Und die Menschen werden aufhören, sie als etwas Außergewöhnliches zu betrachten.« Mit seinen Worten hatte er ein allseits akzeptiertes Schweigen gebrochen. Er tat es aus voller Überzeugung. Niemand hätte nach der genauen Todesursache seines letzten Sohnes gefragt.

Das Eingeständnis unseres ehemaligen Präsidenten machte diese Krankheit ein wenig normaler. Aber trotz allem höre ich bei den Trauerfeiern, die ich besuche, nach wie vor kein Wort über Aids. Immer wenn ich eine Beerdigung erlebe, versuche ich die Gedanken an meinen eigenen Tod zu verscheuchen. Nach dem Glauben der Zulus bedeutet das Ende des irdischen Lebens nicht das Ende des Daseins eines Menschen. Es gibt ein Weiterleben, und der Tod bedeutet nur eine andere Stufe des Daseins. Der Verstorbene ist nicht wirklich tot, zumindest nicht in der Form, wie die weißen Afrikaner darüber denken und wie auch mein Denken größtenteils geprägt ist. Der Verstorbene wird in dem anderen Teil der Welt andere Lebewesen treffen und in einer für uns unsichtbaren Welt weiterleben. Er wird weiterhin *da sein*, hier und dort. Und er kann Kraft ausüben auf die irdischen Lebenden. Mich verwirren diese Vorstellungen, manchmal machen sie mir Angst, und manchmal geben sie mir Trost. Eine wichtige Voraussetzung für ein erfülltes Leben als Zulu sind die eigenen Nachkommen. Sie bilden die Brücke zwischen dem Diesseits und dem Jenseits. Kinder zu bekommen ist der selbstverständlichste und natürlichste Aspekt des Lebens. Inzwischen habe ich das Alter zum Kinderkriegen erreicht. Doch ich weiß um die Gefahren einer Ansteckung des Kindes, oder auch um die Möglichkeit, ein Kind auf die Welt zu bringen, das aufgrund der ARVs geschädigt ist. Und ich kenne die Schwierigkeiten in einer modernen Welt, wie Durban sie darstellt, eine vertrauensvolle Partnerschaft zu führen. Noch habe ich Zeit, noch fühle ich mich nicht reif genug, noch habe ich kein Vertrauen und noch habe ich zu große Angst vor einer Übertragung der Krankheit an mein Kind. Die Medizin hat sich weiterentwickelt, aber für mich existieren noch zu viele Risiken. Obwohl die Gefahr einer Übertragung der HIV-Infektion bei werdenden Müttern unter speziellen Medikamenten und in einer modernen Klinik nur noch bei zwei bis vier Prozent liegen soll. Ein äußerst geringer Wert gegenüber fünfzig Prozent in der Vergangenheit.

Ich befasse mich häufig mit den Fragen, wie meine Zukunft aussehen wird. Dabei verschwimmen mir die Vorstellungen immer. Der Kreislauf des Lebens und des Weiterlebens ist in der Zulu-Kultur ein ganz anderer als in der westlichen Welt. Oft weiß ich nicht genau, wohin ich gehöre. Wo ist mein Platz als Einzelperson? Wo sind meine Bindungen, wenn ich keine Familie habe? Wohin gehöre ich? Eine moderne Zulu-Frau! Ich frage mich, ob das Leben auf dem Lande, unter den alten Traditionen, nicht manchmal einfacher ist. Aber wenn ich an die Auswirkungen der Krankheit in den abgelegenen Regionen denke, dann empfinde ich die Stadt als sicherer und umsorgender für mich.

Beerdigungen geben mir immer wieder den traurigen Anlass, über unbequeme Themen nachzudenken. Was ist eine Beerdigung ohne trauernde Familienangehörige? Diese Frage drängt sich mir immer ganz besonders auf. Es kann nur eine trostlose Angelegenheit sein. Angehörige sind unumgänglich für die Verbindung der einen zur anderen Welt.

Ich habe von Aids-Toten gehört, deren Leichname nie aus den Kliniken abgeholt worden sind. Diese Vorstellung muss für jeden Zulu und ganz sicher auch für die meisten anderen Menschen in Afrika beängstigend sein. Wenn am Ende des einen Lebens kein stattliches Begräbnis steht, dann hat man offensichtlich keinen richtigen Platz im irdischen Dasein gehabt. Ein stattliches Begräbnis zeigt die Verbundenheit mit dem irdischen Leben, mit der Familie, den Freunden und der Gemeinde. Es spiegelt den Platz, den der Verstorbene einst ausfüllte. Ohne ein ordentliches Begräbnis kann die Seele, nach dem Glauben der Zulus, keine Ruhe finden und wird im schlimmsten Fall als zielloser Geist herumwandeln.

Meine Freunde und Bekannten haben fast ausnahmslos eine Sterbeversicherung abgeschlossen. Dafür muss der Versicherte jeden Monat einen bestimmten Betrag auf das Konto der Versicherung überweisen. Manche Familien sparen lieber am Essen als an den Raten für ihre Sterbeversicherung. Das beruhigende Gefühl zu wissen, dass am Ende des Lebens eine Trauerfeier steht, wiegt oft stärker als das angemessene Haushalten mit einem begrenzten Budget. Die Versicherung bietet – je nach Absprache – einen ordentlichen Sarg, Blumenschmuck und eine reich gedeckte Tafel, an der Familie, Freunde, Kollegen, Nachbarn und andere Gäste speisen können. Es ist ein Vermächtnis des Verstorbenen an die Lebenden, wenn Vorsorge für den letzten Tag getroffen worden ist. Die Trauerfeier soll dem Verstorbenen einen sanften Übergang in eine andere Welt ermöglichen. Je schöner eine Feier ausgerichtet ist, desto sanfter wird der Übergang sein. Eine Vorsorge durch eine entsprechende Versicherung wird es den Familienangehörigen erleichtern, eine ordentliche Trauerfeier auszurichten. Aber sie werden ohnehin alles dafür tun, um ihre Liebe zum Verstorbenen zu zeigen. Für die Hinterbliebenen kommt es einer Schande gleich, keine Trauerfeier auszurichten.

Auch ich habe schon vor Jahren eine Sterbeversicherung abgeschlossen, für die ich jeden Monat eine vereinbarte Summe von meinem Konto abbuchen lasse. Auch wenn ich zu Beginn kaum wusste, woher ich die 200 Rand für die monatliche Rate nehmen sollte. Ohne diese Vorsorge würde meine Seele von einer unerträglichen Last beschwert. Meine Versicherung beinhaltet, dass meine Leiche bis zur Bestattung in einem Kühlfach gelagert wird. Zudem werde ich einen hölzernen und von

Blumen geschmückten Sarg bekommen. Wenn ich an diesen Tag denke, dann frage ich mich, wer an meinem Grab weinen wird. Es werden *Fremde* sein. Ich kenne doch niemanden, in dessen Adern das gleiche Blut fließt wie in meinen. Wer wird um mich trauern? Wer wird meine Seele auf die Reise schicken? Nicht einmal meine Mutter wird an meinem Grab weinen.

Wie oft habe ich in letzter Zeit über diese Themen nachgedacht? Wie oft mir den Kopf zerbrochen? Wie oft schon gegen düstere Gedanken angekämpft, die mein Gemüt verfinstern, wie Regenwolken, die sich vor die Sonne schieben. Dann denke ich an den nächsten Tag, an die Zukunft und frage mich, wie lang mein Leben noch dauern wird, wie lange ich den Kampf gegen den Virus gewinne. Und wie lange das Gefühl des Alleinseins mich noch beherrscht. Wenn ich krank werde, ist niemand da, der mir Essen kocht. Wenn ich dringend Hilfe brauche, weil mir übel ist, weil ich etwas Falsches gegessen habe, oder wenn ich Fieber und eine Grippe habe, wen könnte ich anrufen? Vermutlich nur die Ambulanz, die mich abholt und in ein Krankenhaus einliefert. Ich kann doch keine Fremden darum bitten, mir zu helfen, an meinem Bett zu sitzen und für mich zu kochen. Von Fremden kann man nicht verlangen, dass sie sich opfern. Wenn es eines Tages mit mir zu Ende geht, wird vielleicht niemand an meiner Seite sein. Selbst auf der Police meiner Sterbeversicherung ist eine Fremde eingetragen, eine Arbeitskollegin, dich sich um den gewünschten Ablauf der Beerdigung kümmern soll.

20 Verwundete Heilerin

Der wichtige CD4-Wert in meinem Blut stieg merklich an, und innerhalb weniger Wochen nach Beginn der ARV-Therapie war mein Immunsystem gestärkt und in die Lage versetzt, sich gegen Angriffe zu wehren. Ich beobachtete jede Veränderung meines Befindens und meines Äußeren und besprach meine Erfahrungen in der Klinik. Neben einem harmlosen Hautausschlag konnte ich zunächst nichts Negatives bemerken. Nur meine Müdigkeit blieb weiterhin ein Problem, aber die Ärzte baten um Geduld und um die konsequente Einnahme der Präparate. Meine Gastfamilie und insbesondere Granny waren mir leider keine Hilfe. Im Gegenteil, Granny rieb mir regelmäßig unter die Nase, dass ich nun von Tabletten abhängig sei. Sie sagte, mein Leben hänge von einer Mixtur aus Chemikalien ab. In ihrer zeitweiligen Übellaunigkeit gab sie mir sogar mehrmals zu verstehen, dass ich in gewisser Weise auch von ihr abhängig sei. Wohin sollte ich schon gehen? Ich hatte doch keine Familie. Diese hässlichen Worte über meine fehlende Familie trafen mich jedes Mal aufs Neue wie ein Schlag. Wie konnte sie mir meine Herkunft vorwerfen? Ich war enttäuscht und fortan besonders wachsam. Einmal schauten wir im Fernsehen einen Film über eine Frau, die an Aids erkrankt war. In letzter Zeit wurden immer häufiger Dokumentationen und sogar richtige Spielfilme zum Thema HIV und Aids gezeigt. Die Jahre des Schweigens waren anscheinend vorbei. Ich selbst musste mich aber regelrecht zwingen, solche Berichte anzuschauen. Es schmerzte mich.

Wenn ich jedoch gemeinsam mit Granny vor dem Fernseher saß, spielte ich ihr Teilnahmslosigkeit vor, um ihr bloß keinen Anlass für Kommentare zu liefern. Aber es nutzte nichts.

»Wenn wir dich nicht aufgenommen hätten, wärst du schon lange tot«, sagte sie diesmal am Ende eines Films und erwartete sicher noch meinen Dank.

Zum Glück verbrachte ich immer mehr Zeit außerhalb des Hauses und bemühte mich, ihr möglichst keinen Grund für Vorwürfe, Anschuldigungen oder verletzende Bemerkungen zu liefern. Hier war mein erstes längerfristiges Zuhause nach vielen Jahren in St. Philomena's, und ich konnte und durfte es nicht leichtfertig aufs Spiel setzen.

Wenige Wochen nach meiner Rückkehr aus Deutschland, noch im Januar 2007, meldete ich mich zu einem Training in einem Callcenter an. Das Geld für den Unterricht hatte ich von dem Honorar gespart, das Missio mir für meine Arbeit ausgezahlt hatte. Mit einem Zertifikat aus einem Callcenter versprach ich mir bessere Aussichten auf einen Job. In meiner Lage war ich bereit, alle erdenklichen Arbeiten anzunehmen und wagte kaum noch, davon zu träumen, endlich einen Job im Sozialbereich zu finden. Ich wollte anderen Menschen helfen, aber es gab nur wenige bezahlte Arbeitsstellen in Durban. Meine Kurse an der Universität hatte ich erfolgreich abgelegt und zahlreiche Bewerbungen geschrieben. Aber der Arbeitsmarkt bot kaum Chancen für eine junge Berufsanfängerin wie mich.

Als Ende April die Nachricht eintraf, ich könne bei einer Hilfsorganisation als Assistentin beginnen, sprang ich vor Freude in die Luft und dankte Gott. Das Straßenkinderprojekt Umthombo freue sich auf meine Mitarbeit, hieß es in dem Schreiben, das mich bei Granny erreichte. Ein Mitarbeiter habe mich empfohlen, und ich könne bereits in der nächsten Woche beginnen. Meine kühnsten Träume waren in Erfüllung gegangen.

Endlich durfte ich mich als verantwortungsvolle Betreuerin beweisen. Ich war bereit, mich und meine Vergangenheit in den Hintergrund zu stellen. Voller Tatendrang freute ich mich regelrecht darauf, meine eigenen Probleme aus dem Mittelpunkt meines Denkens und Fühlens zu schieben. Die Zukunft konnte kommen! Meine Arme waren weit genug ausgebreitet, um sie zu empfangen. Eine Zukunft, in der ich Bedürftigen helfen konnte, Menschen, denen es an Zuneigung, Liebe und Wertschätzung mangelte. Menschen ohne Familie und ohne Zuhause.

Ich rief Aunty Glenda und Uncle Patrick an, die mir gratulierten und Glück wünschten. George schickte ich eine SMS, und er rief sofort zurück. Die Verbindung war schlecht, aber ich fühlte seine Freude über mein Jobangebot. Endlich einmal hatte ich ausschließlich gute Nachrichten für ihn.

Zunächst assistierte ich im Büro von Umthombo. Der Name des Projektes stammt aus der Nguni-Sprache und bedeutet Wasserquelle. Und es ist gleichzeitig der Name eines Baumes, der in den trockenen Landstrichen Südafrikas auf die Nähe zu einer Quelle hinweist. Ein Umthombo-Baum ist ein Zeichen der Hoffnung. Mir gefiel der Name auf Anhieb, und im Logo des Projektes ist ein solcher Baum mit weit ausgebreitetem Astwerk zu sehen. In der ersten Zeit bei Umthombo sollte ich die Ablage der Akten kennenlernen. Und in der Telefonzentrale des Projektes waren meine Kenntnisse aus dem Callcentertraining hilfreich. Aber ich wollte so schnell wie möglich in die Praxis und mit den Straßenkindern zusammentreffen. Einige Kollegen suchten die Kinder an den belebten Kreuzungen der Innenstadt auf, oder in ihren provisorischen Verschlägen am Hafenrand. Oft kamen hilfesuchende Kinder oder Jugendliche auch zu uns. Jedes Mal schickte ich dann ein stilles Gebet gen Himmel und bat Gott darum, mir den Weg für mein Handeln zu zeigen und mir die richtigen Worte in den Mund zu legen.

Die Jungen und Mädchen, die vom Umthombo-Projekt betreut wurden, mussten sich in einer der gefährlichsten Gegenden Durbans behaupten. Point Road lag nicht weit von der Strandpromenade mit seinen feinen Hotels entfernt und war doch eine Welt für sich. Hier regierte das Gesetz des Stärkeren, hier prägten Drogendealer, Zuhälter, Prostituierte und Kleinkriminelle das Treiben. In diesem Milieu, in der Nähe des Hafens, hatten sich kleinere Gruppen obdachloser Kinder angesiedelt und kämpften ums Überleben. Manche schnüffelten Klebstoff, um der realen Welt für eine Weile zu entfliehen. Sie dämmerten zumeist vor sich hin und wirkten gleichgültig gegenüber ihrem Schicksal. Junge Mädchen waren schwanger, manche hatten bereits Nachwuchs, einige zeigten Wunden von Misshandlungen und Schlägereien. Jedes einzelne Kind hatte eine Geschichte zu erzählen, aber sie zogen zumeist das Schweigen vor. Die Sozialarbeiter meiner Organisation versuchten über Gruppentreffen das Vertrauen der Kinder und Jugendlichen zu gewinnen und sie zu stärken. Doch ich wusste aus eigener Erfahrung, wie ungern man im Kreis anderer Problemkinder über die eigene Geschichte sprach. Wer sich öffnet und von sich erzählt, wird angreifbar und riskiert, verletzt und ausgenutzt zu werden. Ich hatte es am eigenen Leib erfahren. Während der ersten Gruppentreffen fühlte ich mich zu unerfahren, um meine Gedanken offen auszusprechen. Doch als mein innerer Druck immer stärker wurde, habe ich den erfahrenen Sozialarbeitern von meinen Bedenken erzählt. In Gegenwart von Dritten wird kein Straßenkind seine Geschichte erzählen und um Hilfe bitten, habe ich ihnen aus meinem eigenen Erfahrungsschatz berichtet. Selbst als Erwachsene kann ich mich noch gut an die seelischen Schmerzen erinnern, die ein harmloser Streit und die nachfolgenden Schimpftiraden meiner Kameraden in St. Phil's oder in der Schule ausgelöst haben. Auch ich war als ausgesetztes Kind gebrandmarkt worden, als ungeliebt und einer Familie nicht würdig. *Abandoned child!* Diese Worte waren Messerstiche ins Herz eines Kindes. Eine Blöße zu riskieren und von verletzten Gefühlen zu erzählen, wird kein Straßenkind wagen. Ich hatte es ihren traurigen Augen und vernarbten Gesichtern angesehen. Auch in der Gruppe konnte niemand wirklich sicher vor den anderen sein. Besonders die Mädchen mussten sich vor möglichen Übergriffen der Jungen schützen.

Es war ein hartes Leben, das mit meiner behüteten Jugend in St. Philomena's kaum zu vergleichen war. Die Straßenkinder mussten immer wieder erfahren, dass die Polizei sie von ihren bevorzugten Plätzen im Hafengebiet vertrieb. Manchmal fuhren die Ordnungshüter mit Transportern vor, Uniformierte zwangen die Kinder in die Fahrzeuge und luden sie bei den Feldern der Zuckerrohrplantagen, weit außerhalb der Stadt, wieder ab.

Umthombo verhandelte mit Behörden, versuchte Familienangehörige der Kinder ausfindig zu machen oder Plätze in Kinderheimen zu finden. Es entsprach dem Konzept unserer Organisation, als Anwälte der Kinderinteressen zu wirken. Wir waren die Mittler zwischen den Kindern und der Gesellschaft.

Von Anfang an gefiel mir die Arbeit mit den Straßenkindern. So ist es bis heute geblieben. Wenn ich ihnen helfen kann, dann bin ich glücklich. Meine eigenen Probleme erscheinen mir dann wesentlich kleiner, und ich habe das Gefühl, eine wichtige Aufgabe zu erfüllen. Eine gottgewollte Aufgabe.

Anfangs war es schwierig für mich, einen langen Arbeitstag zu überstehen. Mit dem Minibus musste ich vor Einbruch der Dunkelheit nach Woodlands, um rechtzeitig und sicher nach Hause zu kommen. Es war riskant, in der Dämmerung unterwegs zu sein und allein von der Haltestelle bis zu Granny zu gehen. Überfälle waren in fast allen Stadtteilen an der Tagesordnung. Ständig hörte man von Übergriffen, Raub, Einbrüchen, Vergewaltigungen und sogar Mord. Fast jede Woche kamen die

Kollegen mit neuen Geschichten ins Büro. Jeder kannte jemanden, der etwas Schlimmes erlebt hatte. Im Fernsehen wurde gewarnt, und ein Klima der Angst und des Misstrauens war zum Normalzustand geworden. Dass es auch ein anderes, ein vergleichsweise sicheres und unbesorgtes Leben gab, hatte ich erst in Deutschland und Österreich erfahren. Für mich war es Routine, mich an die üblichen Zeiten für Fahrten mit dem Minibus zu halten. Auch mein Verhalten war vom Sicherheitsdenken gesteuert. Ich wusste, wo ich wann sein konnte, und wie ich mich zu verhalten hatte. Nichts anderes tat die überwiegende Mehrzahl meiner Landsleute. Die sichersten Orte für einen Spaziergang oder Einkaufsbummel waren die gigantischen Einkaufszentren, die in allen Teilen der Stadt wie Pilze aus dem Boden schossen. Die Parkplätze waren bewacht, an den Eingängen gab es Sicherheitsschleusen mit Personenkontrollen, und in den Gängen und Geschäften patrouillierten Uniformierte. Doch ich hatte selten die Gelegenheit, mich dort aufzuhalten. Mein Lohn war viel zu gering, und die Arbeit ließ mir kaum noch Zeit für Privatvergnügen. In meiner Mittagspause bummelte ich manchmal durch die Innenstadt, denn Umthombo hatte sein Büro an einem der markantesten Orte der Stadt, in der Nähe des alten Rathauses. Nach Feierabend eilte ich zur Haltestelle.

Doch trotz aller Vorsicht tauchte eines Abends auf meinem Heimweg ein kräftiger junger Mann, vielleicht auch ein Jugendlicher, wie aus dem Nichts auf. Obwohl es noch nicht dunkel war, hatte ich ihn nicht am Wegesrand stehen sehen. Ein Busch hatte ihn teilweise verdeckt, und mir war vor Schreck das Herz stehen geblieben. Die Angst nahm mir sogar die Stimme, sodass ich nicht einmal schreien konnte. Alles ging rasend schnell. Er riss mir die Handtasche weg, und ich sah nur noch, wie der Dieb in ein Gebüsch sprang und durch einen Vorgarten flüchtete. So schnell, wie er gekommen war, so schnell war er auch schon verschwunden. Mein Mobiltelefon und meine Geldbörse mit einhundert Rand waren futsch. So schnell ich konnte, rannte ich davon und war unendlich erleichtert, als ich endlich das hellgrüne Haus erblickte, in dem Granny mit ihren Enkelkindern vor dem Fernseher saß.

»Du hast Glück gehabt«, sagte Granny und nahm mich tröstend in den Arm. Warum konnte es nicht immer so zwischen uns sein?

Es brauchte einige Zeit, bis ich den Überfall vergessen konnte und mich nicht ständig nervös umblickte, wenn ich von der Arbeit nach Hause kam. Meine Position bei Umthombo festigte sich schon bald, und ich hatte allen Grund, stolz zu sein. Ich durfte bereits eigene Entscheidungen treffen, man hörte mir aufmerksam zu und meine Erfahrungen waren für die Arbeit mit den Straßenkindern sehr wertvoll. Ich hatte es tatsächlich geschafft, ich konnte aus meinem schweren Schicksal heraus anderen Kraft schenken.

21 Das Schweigen für immer beenden

Im November 2007 kündigt George kurzfristig seinen nächsten Besuch mit einer Gruppe deutscher Journalisten an. Er bittet mich darum, einige freie Tage einzuplanen, um den Besuchern einen Einblick in mein jetziges Leben zu geben und ihnen meine Arbeitsstelle bei Umthombo zu zeigen. Ein deutsches Filmteam vom ZDF mit Gundula Gause wird aus Johannesburg kommen und uns dabei begleiten.

Ich bin aufgeregt wegen der vielen Neuigkeiten und kann die Ankunft von George und den Journalisten kaum erwarten.

Uncle Patrick ruft mich an und erzählt, dass er einen Wortgottesdienst für den Tag nach der Ankunft der deutschen Gruppe vorbereitet. »Liebe Zinhle, es wäre schön, wenn du in der Messe zu unseren Gästen sprichst. Ja?«

»Natürlich«, antworte ich sofort, obwohl ich schon ahne, dass ich in der Kürze der Zeit kaum eine Minute fürs Vorbereiten einer Rede habe. Aber mir würde schon etwas Passendes einfallen, beruhige ich mich.

Ein paar Tage später sehe ich George schon von Weitem vor dem Haupteingang von St. Philomena's stehen. Er telefoniert, aber als er mich sieht, bricht er das Gespräch sofort ab und kommt auf mich zu. Er strahlt mich wie immer aus seinen hellen Augen an und begrüßt mich mit Überschwang: »Wunderbar gesund siehst du aus, Smiley.«

Sofort fühle ich mich gestärkt und viel wohler als eben noch mit Grannys Worten, die sie mir zur Verabschiedung hinterherwarf.

»Es tut gut, dich so zu sehen. Und dann noch dieses schöne Wetter«, schwärmt George weiter. Er scheint selbst ein glücklicher Mensch zu sein. Er führt ein erfülltes Leben und engagiert sich für die weniger glücklichen Menschen in unserer Welt.

Später erzähle ich George, Gundula und den anderen Journalisten, die mich ebenfalls alle herzlich begrüßen, von meiner Arbeit bei Umthombo und meinen vielfältigen Aufgaben. Das Filmteam will sich unbedingt das Projektbüro anschauen und dort möglicherweise auch eine Sequenz für einen Filmbeitrag zum Weltaidstag in der kommenden Woche am 1. Dezember drehen. Wir planen die nächsten Tage, alle Termine, so wie es die Deutschen gern machen.

Bevor wir uns für diesen Tag verabschieden, überreicht mir George noch etwas. Ich ahne sofort, was es ist und hätte am liebsten Luftsprünge gemacht.

»Ein Buch schreibt sich nicht an einem Tag«, sagt George. »Vielleicht fällt es dir hiermit leichter.«

Das gebrauchte Laptop ist für mich unendlich kostbar! Das Schreiben mit der Hand ist ungleich mühsamer als in die Tasten zu greifen.

Als ich am Abend auf meiner Matte liege, ist an Schlaf nicht zu denken. Ich überlege fieberhaft, was ich bei der Messe sagen kann. Ich möchte den kommenden Tag zu einem ganz besonderen Tag machen. Ich habe mir vorgenommen, mein Schweigen über meine Krankheit auch hier in Südafrika zu brechen und öffentlich über meine HIV-Infektion zu sprechen. Das ist ein großer Schritt. Die meisten meiner Landsleute ziehen es noch immer vor zu schweigen, auch wenn Aids in den Medien inzwischen ein gängiges Thema ist. In Südafrika ist angeblich jede dritte Frau zwischen zwanzig und neunundzwanzig Jahren mit dem HI-Virus infiziert. Ich bin eine von ihnen. Und noch immer gibt es Schuldzuschreibungen an Infizierte wie mich.

Nach dem Aufwachen bete ich zu Gott. Er soll mir die Kraft für mein Vorhaben schenken. Als ich am Vormittag durch das Tor von St. Philomena's schreite und das Schild mit der Gravur sehe, atmete ich tief durch. *Anchored in God.* Das Kreuz und der Anker sollen auch mir den nötigen Halt geben. Ich bin verankert im Glauben, und im Stillen danke ich meinen ehemaligen Betreuern, dass sie mir diesen Weg gewiesen haben.

Als ich die Kapelle betrete, freue ich mich über die behagliche Stimmung. Das Sonnenlicht scheint durch die schmalen Fenster und durchflutet den Raum mit einem warmen Gelb. Ich verweile einen Moment im hinteren Bereich des Gotteshauses und beobachte die Besucher aus Deutschland, die Mitarbeiter von St. Phil's und die Nonnen, wie sie auf ihren Bänken Platz nehmen, während die Kinder und Jugendlichen es sich auf dem Boden bequem machen. Der Hund von Uncle Patrick liegt neben dem Eingang und zeigt selbst dann noch eine schläfrige Mine, als das Fernsehteam mit Mikrofonen, Kameras und Beleuchtungen an ihm vorbeidrängt.

Mir wird ein wenig mulmig, als ich die vielen unbekannten Gesichter sehe.

Aunty Glenda sitzt neben Gundula, und die beide rücken auseinander, um mir einen Platz anzubieten.

Die Messe beginnt mit Trommeln. Die Kinder haben einen Tanz einstudiert, und gemeinsam singen wir ein Lied von Tod und Auferstehung und der christlichen Hoffnung, dass mit dem Tod eben nicht alles vorbei ist. Wir feiern das Leben, und Uncle Patrick findet die richtigen Worte für unsere Gäste und für die Bewohner von St. Phil's. Er spricht über den HI-Virus und fragt die Kinder, was sie darüber wissen. Die Antworten sind selbst bei den Zehn- bis Vierzehnjährigen wesentlich detaillierter als noch vor wenigen Jahren, als ich im gleichen Alter war. Es hat sich viel getan bei der Erziehung rund um die Krankheit, die unserem Land so viel Kummer und Tod beschert.

Dann bin ich an der Reihe. Ich gehe nach vorn und stelle mich neben den Altar und die brennenden Kerzen.

»Ich bin HIV-positiv!«, sind die ersten Worte, die ich sage. Der Kameramann hält sich ein wenig abseits, aber trotzdem ist mir bewusst, dass jede meiner Regungen eingefangen wird. Ich erzähle, wie ich infiziert wurde und suche dabei nach den vertrauten Gesichtern von Aunty Glenda und Uncle Patrick.

»Aber Aids bestimmt nicht mein Leben. Ich habe mein Leben gemacht. Meine Aufgabe ist, dass das Virus nicht definiert, wer ich bin. Ich möchte euch sagen: Gleich wer ihr seid und wie ihr es bekommen habt, lasst euch nicht von dem Virus bestimmen, denn nur Gott kann euch bestimmen. Und Gott kann euch die Kraft geben weiterzumachen.« Meine Stimme bleibt fest, selbst als mir Tränen über meine Wangen rinnen und ich immer wieder über meine Augen wische.

Ich hatte es gesagt! Vor der gefüllten Kapelle, vor den Kindern und Jugendlichen, von denen sicher nicht wenige ebenfalls infiziert sind. Es soll fünfzehn Millionen Aids-Waisen in Afrika geben. In St. Philomena's finden einige von ihnen ein Zuhause.

Aunty Glenda nimmt mich nach der Messe in den Arm. Über ihre Schultern hinweg sehe ich George, der mir aufmunternd zuzwinkert. Von allen Seiten erreichen mich liebevolle Worte und wohlwollende Blicke. Als ich wieder zu Atem gekommen bin und mein pochendes Herz sich beruhigt hat, werde ich von zwei deutschen Journalisten für Radiointerviews befragt und spreche in ihre Mikrofone.

Später filmt das ZDF-Team ein Gespräch mit Uncle Patrick und mir.

»Sie ist ein leuchtender Stern! Und sie ist eine Inspiration.

Sie erzählt oft, was sie von St. Philomena's bekommen hat, und sie gibt so viel mehr zurück«, sagt Uncle Patrick in die Kamera hinein. »Für mich ist sie ein *wounded healer*, eine *verwundete Heilerin.* Sie hat so vieles durchgemacht, aber sie hat trotzdem die Kraft, anderen zu helfen. Sie liebt ihre Arbeit mit den Straßenkindern.«

Seit über zehn Jahren kenne ich Uncle Patrick nun schon. Er hat mich in guten und in schlechten Zeiten erlebt. Er hat sich uns Kindern aus St. Phil's gegenüber als *Elternteil* bezeichnet. Wie ein *Vater* hat er Verantwortung für uns übernommen, wie ein Vater hat er sich um uns gesorgt, und wie ein Vater hat er uns in unsere Schranken verwiesen. Manches Mal hat der Direktor meine Launenhaftigkeit zu spüren bekommen. Ich habe ihn sicher auch einmal enttäuscht, aber er hat trotzdem immer an mich geglaubt. Was er in die Kamera hinein über mich sagt, berührt mich sehr.

Am letzten Tag ihres Besuchs zeige ich Gundula und George meinen Arbeitsplatz bei Umthombo. Gemeinsam mit dem Fernsehteam besuchen wir einige Straßenkinder, die an einer belebten Kreuzung in der Nähe der Strandpromenade campieren. Die ZDF-Moderatorin fragt nach den Lebensbedingungen der Kinder und Jugendlichen und nach ihren aktuellen Problemen.

»In der kommenden Woche werden viele Ausländer in der Stadt sein. Es hat etwas mit der Fußballweltmeisterschaft zu tun. Die Polizei bereitet den Kindern Probleme. Die Ordnungshüter wollen sie aus der Stadt vertreiben.«

»Du meinst sicher wegen der Vorrundenauslosung der FIFA«, sagt Gundula.

»Ja. Es werden Hunderte von Journalisten aus aller Welt erwartet. Im Stadion ist eine große Show geplant. Straßenkinder stören da nur«, sage ich und gebe die Erfahrungen der letzten Tage wieder. Manche Kinder sind in die Vororte abtransportiert worden. Angeblich sollen einige für die Dauer der Festivitäten sogar eingesperrt werden. Es kursieren die wildesten Gerüchte, und auch im Hinblick auf die Fußballweltmeisterschaft ist Umthombo eher skeptisch, was den Umgang mit den Straßenkindern betrifft.

Kurz darauf kommt Gundula mit einem jungen Mädchen ins Gespräch. Die Kleine ist schwanger und lehnt sich müde gegen den Stamm einer Palme, die der Gruppe der Obdachlosen Schatten spendet. Gundula hockt sich zu ihr, und ich vermittele das Gespräch.

»Ich habe Angst vor Vergewaltigungen«, sagt die Fünfzehnjährige. »Ja, ich schnüffle Klebstoff und rauche viele Zigaretten. Was soll ich sonst tun?«

»Das größte Problem ist der schlechte Gesundheitszustand der Straßenkinder. Sie leben in gemischten Gruppen, es gibt viel Sex. Das erhöht die Infektionsrate enorm«, erkläre ich der Moderatorin.

Ein Junge setzt sich neben uns. Zwischendurch hält er sich immer wieder die Tüte mit Klebstoff unter die Nase und interessiert sich weder für die fremden Besucher noch für die Verpflegung, die wir ihnen mitgebracht haben. Ich frage mich, mit welchen Augen die Besucher aus Deutschland diese Szene wohl verfolgen. Die Statistiken besagen, dass es täglich siebentausend Neuinfektionen mit dem HI-Virus gibt, die meisten davon im südlichen Afrika. Lebensbedingungen wie die der Straßenkinder, die unter Armut, mangelnder medizinischer Versorgung und sexueller Gewalt leiden, sind Gründe für diese dramatischen Zahlen. Oft stelle ich mir vor, ich selbst hätte eins von diesen Kindern sein können. Ohne die Hilfe von St. Philomena's wäre mir vielleicht nichts anderes übrig geblieben. Irgendwann wäre ich vor Sipho und meiner Pflegefamilie geflüchtet und möglicherweise auf der Straße gelandet.

Vor seiner Abreise erzählt mir George Nowak noch etwas über die Glaubensschwestern des Nardini-Ordens in Nkandla. Er hatte den Ort im letzten Jahr mit einer deutschen Journalistengruppe besucht und war begeistert von der Hilfe, die der Orden in der ländlichen Zulu-Provinz leistet. Ich wundere mich, dass ein Deutscher mal wieder mehr über mein Land weiß als ich. Dabei interessiert mich der Landstrich der Zulus selbst sehr.

22 Leben und Sterben in KwaZulu-Natal

In strenger Routine gehe ich alle drei Monate zum Bluttest und zur Medikamentenausgabe in das McCord Hospital. Der Wartesaal ist immer voller Menschen, aber der Ablauf ist allen bekannt, und die Patienten werden zügig versorgt. Über fünftausend Menschen sind im Programm der *Hoffnung* registriert. Die Stühle im Wartesaal sind in exakten Reihen und nach Farben aufgestellt. Auf den roten Stühlen wartet man, um einen Bluttest machen zu lassen, die Grünen sind für Arztgespräche reserviert und die Gelben für Patienten, die auf ihre Medikamentenausgabe warten. Während des Wartens schaue ich meistens ins Leere und warte in mich gekehrt auf die Blutabnahme. Bei Sonnenschein betrachte ich manchmal die vielfarbigen Fenster an den hohen Wänden, die ein biblisches Bild darstellen. Das Haus ist einhundert Jahre alt, wie auf einem Schild zu lesen ist, und die Decke von seltsamen Verzierungen geschmückt. Es wirkt wie das Haus einer wohlhabenden Familie und nicht wie ein Hospital. Hier sind die ersten schwarzen Krankenschwestern Südafrikas von Mrs. McCord ausgebildet worden, wie eine meiner Betreuerinnen mir erzählt hat. Manchmal trifft man im Saal auf selbsternannte Aufklärer. Männer und Frauen, die nicht müde werden, über die Gefahren der Infektion und die Möglichkeiten der Therapie in isiZulu und Englisch zu informieren. Nicht jeder Infizierte kann lesen und schreiben, oder ausreichend englisch sprechen, und so finden die Aufklärer zumeist ein aufmerksames Publikum. In ihrem Auftreten gleichen sie geschulten Schauspielern mit kräftigen Stimmen. Für mich handelt es sich bei ihren Vorträgen um Wiederholungen, die ich seit Jahren kenne, und ich höre nur noch selten hin. Doch manchmal schrecke ich auf, wenn ein Sprecher Kondome aus der Tasche zieht und über Vertrauen in der Partnerschaft referiert.

Ähnlich ist es bei den Gesprächen mit den Ärzten. Zunächst werden meine Blutwerte analysiert und mit mir besprochen. Bisher sah es immer gut aus, die Werte waren stabil, und ich vertrug die Medikamente bis auf die Nebenwirkungen Müdigkeit und schmerzende Füße. In letzter Zeit musste ich häufiger nachts aufstehen und meine Füße kühlen, damit die Schmerzen und das unangenehme Kribbeln erträglicher wurden. Diesen Teil des Arztgesprächs erledige ich inzwischen routiniert. Hingegen unangenehm sind mir die Fragen zu meinem Seelenleben. Ob ich mich wohlfühle, ausgelassen und zufrieden sei, will der Arzt oder die Ärztin dann wissen. Aber was kann ich auf diese Fragen schon antworten? Ja, es geht mir gut, aber ich wünschte, mein Leben wäre anders verlaufen. Immer werde ich danach gefragt, ob ich in einer Partnerschaft lebe und wie ich mich Männern gegenüber verhalte. Seit Kurzem habe ich tatsächlich einen Freund, seit langer Zeit einmal wieder ein Mensch, zu dem ich gern gehören möchte. Aber es ist keine einfache Beziehung. Ich möchte am liebsten auch gar nicht darüber reden, weil ich nicht weiß, ob sie hält. Mein Freund hat ein Kind mit einer anderen Frau, und er trifft die Mutter seines Kindes regelmäßig. Ich habe Angst davor, Druck auf ihn auszuüben, weil er mich dann vielleicht verlässt und ich wieder allein bin.

»Wie häufig treffen Sie Ihren Freund, Frau Mbambo?«, fragte der Arzt bei meiner letzten Untersuchungsbesprechung.

»Zwei-, dreimal die Woche«, antwortete ich. Warum muss ich diesem fremden Menschen das beantworten? Warum werde ich so etwas überhaupt gefragt? Ich will das nicht! Nur weil ich Aids habe, meinen alle möglichen Leute, mein Leben ginge sie etwas an. »Schützen Sie sich beim Sex? Sie wissen ja, wie wichtig das ist«, sagt der Arzt und unterbricht meine wütenden Gedanken.

Wie oft habe ich mir schon anhören müssen, dass es meine Pflicht sei, meinen Partner über meine HIV-Infektion zu informieren. Der Partner habe ein Recht darauf. Nach dem Gesetz ist ein Verschweigen strafbar. Kondome können keine hundertprozentige Sicherheit geben, im Falle eines *Unfalls* und einer Ansteckung meines Partners könne ich strafrechtlich verfolgt werden. Man muss dem Partner die Chance geben, sich selber zu entscheiden, ob er trotz des Wissens um die Aids-Erkrankung bei einem bleiben will. HIV-Infizierte unter Medikation können im Falle der Ansteckung den Partner besonders gefährden, da sein Körper dann möglicherweise immun gegen ARVs reagiert.

Mein Gott, ja! Ich weiß das alles!

Ich verlasse das Hospital mal wieder mit Bauchschmerzen.

Das Leben mit der Krankheit ist so komplex, das konnte ich als Jugendliche noch gar nicht erfassen – und erst heute begreife ich manche Dimension.

Wie die einfachen Frauen in den ländlichen Gebieten von KwaZulu-Natal, dem traditionellen Siedlungsgebiet der Zulus, mit Durban als größter Stadt und Verwaltungszentrum, wohl mit den Themen umgehen? Ich habe alles in aller Ausführlichkeit im McCord Hospital erklärt bekommen, und sie? Wie verhalten sie sich gegenüber ihren Männern? Werden sie überhaupt auf die Benutzung von Kondomen bestehen können? Haben sie die Macht dazu? Die Lebensbedingungen fernab der Stadt kenne ich nicht, ich traue mir keine Einschätzung zu.

KwaZulu-Natal ist die Provinz mit den meisten Infizierten in Südafrika – und Südafrika hat die höchste Aids-Rate weltweit. Laut offizieller Statistiken gibt es Gegenden in KwaZulu-Natal, in denen jeder Zweite HIV-infiziert ist.

Vielleicht komme ich aus einer dieser Regionen? Lebt dort vielleicht meine leibliche Familie? Meine Mami? Ich möchte diese Region besser kennenlernen, möchte sehen, wie das Landleben dort ist und wie es den Menschen geht, die ein ähnliches Schicksal wie ich leiden.

Der Wunsch, mein eigenes Land besser kennenzulernen, bringt mich auf die Idee, die Nardini-Schwestern aufzusuchen, von deren Arbeit mir George vorgeschwärmt hatte. Die Schwestern des Ordens halfen seit Jahrzehnten in einem Missionskrankenhaus in einem Ort namens Nkandla den Bedürftigen in ihrer Umgebung. Nkandla liegt mehrere Autostunden von Durban – und über hundert Kilometer von der nächsten Nationalstraße – entfernt im Landesinnern.

Wenige Tage, bevor ich dorthin aufbreche, bin ich seltsam nervös und habe das Gefühl, in ein völlig fremdes Land zu reisen. Ich kenne keine der Nonnen persönlich, aber Schwester Ellen erwartet mich und möchte mir Einblicke in ihre Arbeit als Ärztin und Seelsorgerin gewähren.

Das Hinterland, das eigentliche Herz des Zulu-Landes, hat schon immer meine Fantasie für Geschichten über Wunderheiler, überlieferte Traditionen und Riten angeregt. Hier haben auch heute noch die Häuptlinge der verschiedenen Clans das Sagen. Ohne ihre Zustimmung ist keine Entwicklung, keine Veränderung und keine soziale Arbeit möglich. Das gilt auch für die Projekte der Aids-Prävention und Therapie.

Eine Sozialarbeiterin aus Durban, die regelmäßig Nkandla besucht, hat mir eine Mitfahrgelegenheit angeboten. Am Telefon hatten wir englisch miteinander gesprochen. Sie hatte einen Treffpunkt in der Innenstadt vor der Workshop-Mall vorgeschlagen, und ich warte bereits eine Weile vor dem markanten Kolonialgebäude, als sie hupend am Fahrbahnrand zum Halten kommt. Mit der Begrüßung wechseln wir sofort von Englisch zu isiZulu. Nande ist Ende zwanzig und spricht im typischen Zulu-Dialekt von Durban.

Wir plaudern eine Weile über Belanglosigkeiten wie das Wetter und den Verkehr. Ich halte mich mit persönlichen Fragen zurück. Das ist seit vielen Jahren meine Art geworden, weil ich selbst ungern ausgefragt werde. Daran haben auch die zahlreichen Interviews der deutschen Journalisten nichts geändert. Unter Landsleuten bleibe ich weiterhin zurückhaltend. Und auch Nande scheint an diesem warmen Frühsommertag im November nicht besonders gesprächig zu sein. Während sie den Wagen durch die breite Aliwal Road steuert, gleitet mein Blick an den Hochhäusern und dem Treiben am belebten Mini-Busbahnhof im Zentrum von Durban entlang. Hier habe ich mich noch nie wirklich wohl gefühlt, überlege ich. Nach wie vor verursacht die Innenstadt mir ein mulmiges Gefühl. Nur tagsüber ist sie mir vertraut, wenn die Menschen aus den Büros strömen und in der Workshop-Mall oder vor den Garküchen beim alten Rathaus ihre Mahlzeiten einnehmen und eine Pause einlegen. Zum Abend hin wandelt sich hier das Bild, und die Straßen können wie ausgestorben wirken. Es gibt viele Mädchen in meinem Alter, die von einem Zimmer in einem der großen Appartementhäuser träumen. Doch das wäre nichts für mich. Vielleicht bin ich tief in meinem Innern ein Mädchen vom Lande, ohne jemals auch nur ein einziges Feld bestellt zu haben.

Dann verabschieden wir uns in Richtung Provinz, und ich warte gespannt auf den Augenblick, in dem wir vertrautes Gebiet verlassen. Doch zunächst führt uns der Weg am neuen Fußballstadion vorbei. Der Komplex wächst mit jedem Tag. Schon bald soll ein gewaltiger Stahlbogen das Spielfeld überspannen, seit Wochen nähern sich die Eisenträger aus zwei Richtungen einander an. Noch vor Beginn des neuen Jahres hoffen die Ingenieure auf ein Zusammentreffen der Konstruktion. So hat es in der Zeitung gestanden. Und ich habe sogar gehört, dass es Fachleute aus Deutschland sind, die diesen wagemutigen Bau planten und vollenden. Es heißt, alle Welt schaue gespannt auf die Fußball-Weltmeisterschaft in Südafrika. Es bleibt noch weit über ein Jahr bis dahin, genug Zeit, wie mir scheint, um zumindest das Stadion zu vollenden. Wir fahren an der Eislaufbahn vorbei. Ein seltsamer Luxus in einer subtropischen Stadt. Auch ich stand dort ein einziges Mal auf Kufen und traute mich kaum von der Bande auf die Eisfläche. Nande winkt nur ab, als ich sie frage, ob sie es schon mal probiert habe.

Bald erreichen wir die Autobahn in Richtung Norden. In den Stadtteilen Durbans, die wir jetzt von Weitem sehen und deren Namen auf den Abfahrtsschildern stehen, leben die Wohlhabenden. Hinter hohen Mauern verbergen sich großzügige Anwesen, manche mit Blick auf den nahen Ozean. Hier wurde auch das neuste Spielkasino der Stadt eröffnet, dessen Bau einem Märchenschloss gleicht. Im Einkaufszentrum Gateway wird zahlungskräftigen Kunden jeder Wunsch erfüllt. Dort kann man den ganzen Tag in sicherer Umgebung bummeln gehen, was auch ich schon genossen habe, wenn ich die seltene Gelegenheit dazu hatte. Das Gateway ist zu einer wahren Sehenswürdigkeit Durbans geworden und zudem das größte Einkaufszentrum Afrikas. Vor den Fast-Food-Filialen und Kinosälen treffen sich Trauben von Teenagern. Hier gibt es Sicherheitskontrollen an jedem Eingang, und man vertraut dem Wachpersonal mit seinen elektronischen Spürgeräten. Entsprechend dieser Maßnahmen hört man nur selten von Gewalttaten und Schießereien. Nicht wenige Südafrikaner verbringen einen Großteil ihrer Freizeit in solchen Einkaufspalästen.

Wir verlassen die Autobahn und tauchen in eine Landschaft aus sanften Hügeln ein. Unsere Piste schlängelt sich durch Felder, Wiesen und Wälder. Nur selten begegnen uns Fahrzeuge. Meistens handelt es sich um Lkws mit tonnenschwerer Ladung aus Baumstämmen, die aus den Wäldern des Zulu-Landes stammen.

Über den Hügeln liegt ein dunstiger Schleier. In manchen Tälern scheint der Boden unter der Feuchtigkeit zu dampfen. In KwaZulu-Natal bringt der Sommer ergiebigen Regen und Fruchtbarkeit. Je näher wir unserem Ziel kommen, desto fremdartiger zeigt sich die Landschaft. Felsformationen liegen auf der fruchtbaren Erde, als seien die Giganten aus Stein von Zauberhand ins Zulu-Land gerollt worden. Auf ihrem Weg aus einer unbekannten Ferne haben manche Felsen die Form von Kugeln angenommen. Als die Sonne sich einen Weg durch den Dunst bahnt, leuchten die Steine und die Temperatur steigt merklich an.

»In Nkandla ist es zum Glück kühler. Der Ort liegt wesentlich höher als diese Täler. Bald erreichen wir den Anstieg. Hoffentlich hält der Wagen durch, es geht steil bergan. Da vorn ist übrigens die letzte KFC-Filiale. Danach gibt es nur noch einfache Läden und Marktstände unter freiem Himmel.«, sagt meine Begleiterin, als wir eine Straßenkreuzung mitten im Nichts erreichen, und reißt mich damit aus meinen Träumen. »Willst du einen Burger? Da draußen gibt es nur noch Pap.«

»Funktionieren Handys in Nkandla?«, frage ich, und komme mir plötzlich wie eine Touristin im eigenen Land vor.

»Wenn du auf einen Hügel steigst, dann geht es manchmal. In den Tälern ist kaum Empfang. Hamburger?«

»Gern eine Cola.«

»Ich habe eine Liste mit Bestellungen dabei. Einige meiner Kollegen in Nkandla sehnen sich nach Fast Food. Wenn ich einmal im Monat diese Strecke fahre, soll ich ihnen immer etwas mitbringen.«

Nande arbeitet in der HIV/Aids-Beratung und leitet Aufklärungsseminare für die Dorfbevölkerung. Dafür fährt sie regelmäßig für eine Woche in die Provinz. Ausgebildete isiZulu sprechende Frauen werden dort angeblich dringend gesucht.

Die Straße wird schmaler und die Täler tiefer. Hier gibt es keine richtigen Ortschaften mehr, sondern nur noch Ansammlungen von einer Handvoll Rundhütten, die über Trampelpfade erreichbar sind. Ich kann mich nur vage daran erinnern, jemals in einer Rundhütte gewesen zu sein. Es war beim Besuch einer ehemaligen Freundin, die St. Phil's verlassen hatte. Eine Frau vom Lande hatte das Mädchen aufgenommen. Die Rundhütte der Pflegemutter hatte Wände aus Stein. In dieser Gegend scheint das Mauerwerk aus Lehm zu bestehen, aus der rötlichen Erde Südafrikas, die den Hütten eine unebene Außenhaut verschafft. Manche Wohnstätten mögen einen Durchmesser von vier oder fünf Metern haben, ein einzelnes Fenster lässt nur wenig Licht ins Innere. Die Zugänge sind so niedrig angelegt, dass selbst ich mich bücken müsste. Die Dächer sind aus getrockneten Gräsern. Manche Ruinen zeigen die Spuren eines Feuers oder Unwetters, das die Bauten im Nu zerstören kann. Erst kürzlich hatte ich im Fernsehen von einem gewaltigen Buschfeuer gehört. Nun konnte ich mir vorstellen, wie wenig Schutz den Menschen in einer Rundhütte bleibt. Doch die Häuser fügen sich in der Farbe der Erde, und manchmal auch in der Farbe eines wolkenlosen Himmels, harmonisch in die satte Landschaft ein.

Manche Menschen leben aber auch in primitiven Behausungen mit Blechdächern oder gar in einfachen Wohnwagen. Die Gärten sind klein, und im Vorbeifahren sehen wir nur selten jemanden bei der Arbeit. Erst als wir unser Ziel beinah erreicht haben, zeigt sich ein Gespann aus acht Ochsen, das von einem Mann über ein Feld gelenkt wird. Die Tiere ziehen schwer an ihrem Pflug und arbeiten sich mühsam einen steilen Hügel hinauf. Der Bauer hat alle Mühe, die Tiere zu dirigieren und wird schließlich von zwei Jugendlichen unterstützt, die beherzt an den Zügeln ziehen. Eine beleibte Frau steht am Wegesrand und winkt unserem Wagen zu, als wir vorüberfahren.

»Auch hier ist die Zeit nicht stehen geblieben«, sagt die Sozialarbeiterin, und ich frage mich, was sie damit meint.

Von Weitem erkenne ich den Kirchturm, daneben liegt das Hospital und die alte Missionsstation.

Die Nonnen des Nardini-Ordens leben seit Ende der Fünfzigerjahre hier und wirken als Ärztinnen, Krankenschwestern, Sozialarbeiterinnen und Seelsorgerinnen. Sie gehören dem Orden der *Armen Franziskanerinnen der Heiligen Familie* an und nennen sich Nardini-Schwestern, nach dem deutschen Pfarrer Paul Josef Nardini. Heute leben noch sechs deutsche und vier südafrikanische Ordensschwestern in Nkandla. Schwester Ellen ist eine von ihnen. Sie ist eine deutsche Ärztin und seit Jahren in der Aids-Prävention, Aufklärung und in der medizinischen Versorgung von HIV-Infizierten engagiert.

Nande parkt den Wagen vor einem einfachen Backsteingebäude, und schon kommt eine Frau aus dem Haus. Sie trägt eine weiße Schwesternhaube und hat sich in eine wärmende Strickjacke gehüllt. Hier oben ist es tatsächlich wesentlich kälter.

»Willkommen in Nkandla. Ich bin Schwester Ellen«, sagt sie und gibt mir die Hand.

»Guten Tag. Ich bin Zanele. George Nowak hat mir viel von Ihnen erzählt. Ich freue mich, hier sein zu dürfen.«

Schwester Ellen führt mich in mein Zimmer, und ich höre in ihrem Akzent den typischen Tonfall der Deutschen, der mir inzwischen ein wenig vertraut geworden ist.

»Ich habe auch schon viel über dich gehört. Und beim letzten Besuch von Missio ist mir auch der Film über dich gegeben worden. Sehr beeindruckend. Übrigens, wenn du hier fast ausnahmslos ältere Damen siehst, dann darfst du dich nicht wundern. Ich bin die Jüngste von den deutschen Nonnen und auch schon über fünfzig. Bei uns mangelt es an Nachwuchs.«

Zur Mittagszeit sitzen wir im Speiseraum mit den anderen Nonnen beisammen. Zunächst erscheint es mir, als sei die Zeit hier stehen geblieben und als würden die Deutschen bereits seit Jahrzehnten in diesem Raum, an diesen Tischen zu dieser Tageszeit in ähnlicher Sitzordnung gemeinsam speisen. Doch dann tauchen einige junge Frauen und Männer aus Deutschland auf, die mir als freiwillige Mitarbeiter vorgestellt werden. Im Gegensatz zu den Schwestern wirken sie außerordentlich jung und modern. Eine von ihnen trägt sogar lange blonde Rastalocken. Sie seien für die Arbeit mit den Waisenkindern zuständig, erklärt mir die eine. Sie möchten helfen. Deshalb seien sie nach Afrika gekommen.

»Sollen wir eine Erkundungstour machen?«, fragt Schwester Ellen mich nach dem Essen.

»Sehr gern. Ich bin schon ganz gespannt.«

Wir steigen in einen komfortablen Geländewagen, und schon bald werde ich wissen, warum ein derartiges Fahrzeug eines der wichtigsten Werkzeuge in der Arbeit mit den Kranken und Bedürftigen in dieser Region ist.

Während Schwester Ellen mir von ihren Aufgaben erzählt, fahren wir durch eine Landschaft, deren Schönheit mir den Atem raubt. Am Ende eines Weges steigen wir aus, und sie führt mich an den Rand einer Schlucht. Tief unten schlängelt sich ein Fluss durch üppiges Grün. Ich kann die Entfernungen kaum abschätzen, so ungewohnt ist der Anblick des tiefen Einschnitts. Weit unter uns regt sich etwas zwischen den Bäumen.

»Dort unten gibt es manchmal Zebras. Aber ich habe selten Glück, welche zu entdecken. Vielleicht sind deine Augen schärfer.«

»Ich weiß nicht. Es könnten auch Kühe sein«, sage ich und

stelle mir vor, dass kein Hirte sie dort unten finden wird. Es müssen Hunderte von Höhenmetern sein, und zudem ist das Gelände schroff und felsig.

»Es ist so traumhaft hier, und gleichzeitig ist vieles so unglaublich hart und traurig. Manchmal mag ich den nackten Zahlen selber nicht glauben, aber hier leiden fast vierzig Prozent der Erwachsenen an HIV beziehungsweise Aids«, sagt Schwester Ellen, und ich erinnere mich an den Grund meines Besuches in Nkandla. Über achtzig Prozent der Bevölkerung kann kaum lesen und schreiben. Die Hälfte der Erwachsenen hat nie eine Schule besucht. Fast neunzig Prozent der Menschen haben kein Einkommen. Aber mir sagen diese Statistiken nicht viel, hinter den abstrakten Zahlen kann ich mir kaum etwas vorstellen.

Wir erreichen eine ärmliche Ansiedlung, und Schwester Ellen macht einen Hausbesuch bei einer Frau mit drei halbwüchsigen Kindern. Es heißt, in den Ortschaften Nkandlas sei die mittlere Generation fast ausgestorben. Hier fehlen Männer und Frauen im Alter von dreißig bis fünfzig Jahren. Sie sind an Aids gestorben. Hier gibt es unzählige *child-headed-families,* von »Kindern geführte Familien«, weil es kaum noch Eltern gibt. Nkandla ist eine Gesellschaft von Waisenkindern und Großeltern, in der die Jüngsten nicht selten sich selbst und die Alten mitversorgen müssen. Die Region ist durch den preisgekrönten BBC-Dokumentarfilm *The Orphans of Nkandla* in vielen Teilen der Welt bekannt geworden. Der Film dokumentiert die Schicksale von Aids-Waisen und stellt dabei das Leben eines kindlichen Geschwisterpaares in den Mittelpunkt. Deren einziger Lichtblick ist die Hilfe der Ordensschwester Hedwig. Nachdem Elton John den Film gesehen hatte, war der englische Musiker bei der Fortsetzung der Dreharbeiten in Nkandla dabei gewesen. Er hatte das Kloster und die Nardini-Ordensschwestern besucht und ihre Arbeit mit großzügigen Spenden bedacht. Viele andere Zuschauer hatten ebenfalls gespendet und dadurch die Hilfsprojekte in Nkandla maßgeblich vorangebracht. Die Ordensschwestern zeigen ihren Besuchern voller Stolz den von Elton John gespendeten Geländewagen, durch den sie nun auch zu entlegenen Hütten fahren können, um ihre Patienten aufzusuchen. Während der Regenzeit im Sommer sind manche Ansiedlungen oft vollkommen von der Außenwelt abgeschnitten. Ohne geländegängige Fahrzeuge können weder die Kranken im Hospital von Nkandla oder in einer der einfachen Satelliten-Krankenstationen erreicht werden, noch können die Schwestern zu den Bedürftigen in den Dörfern gelangen. Mittlerweile hat auch Missio, das katholische Hilfswerk aus Deutschland, ihnen zwei weitere Fahrzeuge zur Verfügung gestellt.

Während ich mit Schwester Ellen unterwegs bin, durchströmen mich immer wieder die seltsamsten Gefühle. Nie zuvor war ich derart tief in das Land der Zulus gekommen. Wenn ich die saftigen Hügel, die Weite der Landschaft und die Menschen vor ihren Hütten sehe, dann bin ich fasziniert und verwirrt zugleich. Beim Anblick kindlicher Gesichter vor den Lehmbauten drängen sich unzählige Fragen auf. Bin ich eine von ihnen? Bin ich Zulu wie sie? Oft genug habe ich meine eigene Kultur wie eine Fremde wahrgenommen. Und hier bin ich eine Besucherin von weit her, aus der Großstadt, aus einer vollkommen anderen Welt. Kann ich trotzdem eine von ihnen sein? Von meinen Erzieherinnen und anderen Bezugspersonen waren nur einige wenige Zulus. Wie hätten sie mich zu einer traditionellen Zulu erziehen können? Auch wenn wir in St. Phil's ethnische Feste gefeiert hatten und in speziellen Unterrichtseinheiten etwas über die Zulu-Kultur gelernt hatten, so schien mein Leben nicht viel mit dieser Zulu-Welt gemeinsam zu haben. Einzig Tante Phindile war niemals müde geworden, mir Gebräuche und Sitten zu vermitteln, die zu mir gehörten, wie sie immer gesagt hatte. Aber hier, in den abgelegenen Dörfern Nkandlas mit ihren Rundhütten, prallen die Erinnerungen an ihre Worte und die Unmittelbarkeit eines Lebens unter althergebrachten Traditionen plötzlich unvermittelt aufeinander. Diese Welt löst Befremden und Faszinationen in mir aus. Es gibt eine Verbundenheit, die ich nicht benennen kann. Eine tiefe Sehnsucht, die mir die Stimme verschlägt.

Während die Sandpiste sich wie ein Band durch die hügelige Landschaft schlängelt und Schwester Ellen das Lenkrad fest im Griff hat, rumpelt der Geländewagen über die rote Erde KwaZulu-Natals.

»Wir haben erst kürzlich ein Sicherheitstraining an den Allradwagen bekommen. Man glaubt kaum, welch steile Anstiege sie bewältigen können. Berg abwärts ist es noch beeindruckender. Die Wagen sind wie ein Geschenk Gottes«, schwärmt Schwester Ellen und schaltet einen Gang tiefer, um einen Anstieg zu meistern. Ihre Schwesternhaube flattert im Fahrtwind.

Als die Ärztin vor einer ärmlichen Hütte stoppt, schaue ich unvermittelt in das Gesicht einer Frau unschätzbaren Alters. Das ergraute Haar fällt ihr in dicken Strähnen ins Gesicht. Ihre Augen sind trüb, und ein ratloses Lächeln huscht über ihre Lippen. Der Anblick verwirrt mich. Rasch werfe ich einen Blick über den Hof, wo die Not offensichtlich ist. Nichts deutet auf eine intakte Familie oder einen funktionierenden Haushalt hin. Ich grüße die Greisin, wie ich jede andere Frau grüßen würde, schaue ihr in die Augen und spreche die üblichen Worte: *Sawubona.* Dann schießt mir durch den Kopf, dass ich mich nach den traditionellen Regeln der Zulus einer betagten Frau gegenüber auf besondere Weise benehmen muss. Aber wie genau, will mir nicht auf Anhieb einfallen. Meine Mutter hätte mich eines Besseren belehren können! Dieser Gedankenblitz taucht unverhofft auf und versetzt mir einen Stich. Für einen kurzen Moment erfüllt mich eine tiefe Traurigkeit. Meine Mutter hätte mich auf jede erdenkliche Situation vorbereitet. Die alte Frau sitzt auf einer Strohmatte, also muss ich mich als Jüngere auf ihre Höhe begeben, fällt es mir schließlich ein. Keinesfalls darf mein Haupt über ihrem sein. Ich muss mich vor ihr verbeugen und darf ihr dabei nicht in die Augen schauen, mein Blick muss vor Respekt gesenkt sein. Zwei Kinder tauchen hinter der Hütte auf. Es könnten ihre beiden Enkelkinder oder gar ihre Urenkel sein. Das Mädchen ist im Vorschulalter, der Junge etwas älter. Sie schauen verschüchtert zu uns herüber. Ohne ein Wort stehen sie am Rande der Strohmatte und wirken seltsam teilnahmslos. Schwester Ellen untersucht derweil die Beine der alten Frau, die von Wunden und Schorf übersät sind. Sie holt eine Salbe aus ihrer Tasche und reicht sie der alten Frau. Ich setze mich zu der Greisin auf die staubige Matte und hoffe inständig, ihr irgendeinen Wunsch erfüllen zu können oder eine gewisse Erleichterung zu verschaffen. Aber was kann ich schon tun? Hier scheint es an allem zu mangeln. Der Blick der Frau wandert über das Tal mit seinen markanten Felsformationen. Ich folge ihm und entdecke ein winziges Maisfeld am Ende des Grundstücks. Ein windschiefer Zaun soll die Pflanzen vor streunenden Tieren schützen. Wer wird den Mais ernten? Wer wird ihn trocknen? Und wer wird die Körner mahlen? Die Frau scheint zu schwach und krank zu sein, die Kinder zu jung. Sie lächelt und kann kaum glauben, dass Fremde sich für ihr Schicksal interessieren. Ich lächle zurück, und Schwester Ellen bittet mich, einige Fragen nach ihren gesundheitlichen Beschwerden zu übersetzen. Und auch ich füge einige Fragen hinzu, um möglichst lange auf der Strohmatte sitzen bleiben zu können. Langsam trauen sich die Kinder näher heran und schauen neugierig auf meine gold-grüne Schirmmütze. Sie trägt das Logo unserer Rugby-Nationalmannschaft, und ich frage mich, ob der Junge überhaupt jemals etwas von diesem Sport gehört hat. Bis heute hatte ich mir nie Gedanken darüber gemacht, ob es irgendwo in Südafrika Menschen gibt, die nichts über die Existenz der

Springboks wissen, unseres legendären Nationalteams. Ich scherze mit den Kleinen, kitzle das Mädchen ein wenig, aber ihr Blick bleibt apathisch. Wieder schaue ich die alte Frau an. *Sie* könnte mir etwas über unser Volk erzählen, stelle ich mir vor. Hier auf dem Lande, weit weg von den Einflüssen der Großstadt muss das Leben ein völlig anderes sein. Mir machen die Weite der Landschaft und die vereinzelten Rundhütten ein wenig Angst. Bei der Vorstellung, in dunkler Nacht hier ausharren zu müssen, wird mir mulmig zumute. Hier gibt es nur primitive Türen, die keine Schlösser und keine Riegel sichern können. Wie schützen die Menschen sich? Gibt es hier keine Einbrüche und Überfälle? Ich komme mir plötzlich so unwissend vor. Wer bin ich? Woher komme ich? Bin ich eine von ihnen? Wer kann mir die Geschichte meines Volkes und meiner Familie erzählen? Dem Namen nach gehöre ich zu den Mbambos. Sie sind meine Sippe, mein Clan, aber womöglich gehöre ich einer ganz anderen Sippe an. Es gibt viele Mbambos, und nach der Tradition sind alle Mbambos miteinander verwandt. Doch ich bin wahrscheinlich keine Mbambo. Niemand hat mir je meine Geschichte erzählt. Aber von den Geschichten der Vorfahren lebt doch unsere Zulu-Kultur. Welche Geschichten trage ich selber in mir? Werde ich es je erfahren und werde ich sie weitergeben können? An wen? Werde ich lange genug leben? Die Eindrücke überwältigen mich und Schwester Ellen scheint meine Unsicherheit zu spüren. Als wir nach einer schweigsamen Rückfahrt das Kloster erreichen, nimmt sie mich in den Arm, und ich lasse meine Tränen fließen.

In Nkandla muss man genau hinschauen, um Aids zu entdecken, denn die Pandemie zeigt sich auf eine unheimliche Art: durch die Abwesenheit von Menschen. Eine ganze Generation fehlt, sie ist buchstäblich weg, und das macht die Krankheit in gewisser Weise sichtbarer als jede Art von Siechtum. Ich kann nur ahnen, welche Schicksale sich in den Rundhütten verbergen, aber auf den Straßen sind es fast ausnahmslos junge Menschen, denen man begegnet. Junge gesunde Menschen, wohl genährt, so wie ich selbst.

Tragen auch sie den Virus in sich?

Schwester Ellen erzählt mir von den umfangreichen Programmen mit antiretroviralen Medikamenten, die zu einer enormen körperlichen Stärkung der Aids-Kranken geführt haben. In den letzten Jahren sind umfangreiche Spenden eingegangen, und auch der südafrikanische Staat engagiert sich zunehmend. Im Gesundheitswesen hat sich viel Positives getan. Frauen, die dem Tode geweiht waren, blühen nach wenigen Wochen unter der Einnahme von Medikamenten wieder auf. Man könne förmlich dabei zuschauen, schildert Schwester Ellen die Wunder der Therapie.

»Sobald es unseren Patientinnen unter ARVs körperlich besser geht, träumen sie davon, wieder Mutter werden zu können und Kinder auf die Welt zu bringen. Sobald sie sich stark genug dafür fühlen, denken manche an nichts anderes. Es ist ihre eigentliche, ihre traditionelle Rolle als Zulu-Frau. Kinder gebären und aufziehen.«

Diese Worte treffen mich wie ein Schlag. Wie oft schon habe auch ich an meine Rolle als Mutter gedacht. Wie gern würde auch ich eines Tages selbst Mutter sein. Ich liebe Kinder über alles und habe mich schon unzählige Male gefragt, wie ich als Mutter bestehen könnte. Würde ich eine gute Mutter sein? Wären meine Kinder stolz auf mich? Wie gern würde ich jeden Tag zur Arbeit gehen, um sie stolz auf mich zu machen und ihnen ein Vorbild zu sein. Doch es bleiben die Risiken einer Übertragung der Krankheit und der Nebenwirkungen durch die starken Medikamente. Und würde ich es überhaupt erleben, meine Kinder aufwachsen zu sehen?

»Unsere Programme müssen wir teilweise mit den Häuptlingen der verschiedenen Clans absprechen«, fährt Schwester Ellen fort. »Das Wort Aids darf dabei nicht erwähnt werden. Zustimmung von einem wichtigen Häuptling in unserer Region haben wir erst bekommen, als er bereits mehrere Söhne an die Krankheit verloren hatte.«

Schwester Ellen versucht mir das komplizierte System der Clanhierarchie zu erklären und erwähnt, dass der Präsidentschaftskandidat Jacob Zuma aus Nkandla stammt. Bei einer unserer Ausfahrten deutet sie auf ein einfaches Anwesen hinter einem Stacheldrahtzaun.

»Hier leben noch heute einige Angehörige von Zuma. Vielleicht ist er schon bald der Präsident von Südafrika. Er kommt aus sehr einfachen Verhältnissen.«

Von einer Anhöhe aus kann man den gesamten Ort sehen. Die Kirche und das Krankenhaus dominieren die Ansammlung weit verstreuter Gebäude. Eine Schule, ein Fußballplatz, eine Handvoll einfacher Geschäfte und zwei Dutzend Siedlungshäuser prägen das Bild von Nkandla. Neben dem Krankenhaus dienen Unterstände aus Wellblech den Marktfrauen als Wetterschutz.

»Wir betreuen auch ein Waisenhaus«, erklärt mir Schwester Ellen und zeigt auf ein Gebäude am Rande des Dorfes. »Dort leben Kinder, die nach einer Behandlung nicht mehr aus dem Hospital abgeholt worden sind. Manche von ihnen sind Waisen, andere haben Mütter, die an Aids erkrankt sind, und trotz der Einnahme von ARVs nicht in der Lage sind, sie zu versorgen. Erst seit 2005 gibt es in Nkandla überhaupt Zugang zu Medikamenten. Du weißt ja selber, wie kompliziert die richtige Einnahme der Medikamente sein kann. Es passieren häufig Fehler, die ein geschwächter Körper kaum verkraften kann.«

Ich nicke zustimmend und denke daran, wie oft mir gesagt worden war, dass die strikte Einhaltung der Medikation eine Voraussetzung für eine Stärkung des Körpers ist. Diese und unzählige andere Kenntnisse waren mir in meinem Schulungskurs zur ARV-Therapie beigebracht worden.

»Hier in Nkandla spielen die Traditionen eine große Rolle. Die Abhängigkeit der Frauen gegenüber ihren Männern ist weitgehend unangetastet. In den Großstädten hat sich bereits vieles geändert, aber hier ist Aids nach wie vor ein Tabu. Wir versuchen alles, um den Menschen auf dem Lande Zugang zu Informationen und vor allem zu Medikamenten zu ermöglichen«, sagt Schwester Ellen, als wir nach dem Abendessen noch beisammensitzen.

»Früher kämpften die Nardini-Schwestern hauptsächlich gegen Tuberkulose. Jetzt kämpfen wir gegen einen Virus, der diese Region stärker prägt und verändert als jede andere Krankheit zuvor. Auch wenn wir in KwaZulu-Natal noch weit entfernt sind von einer optimalen Versorgung der Infizierten, so gibt es inzwischen immerhin einige gut versorgte Zentren und sogenannte Satellitenstationen. Als ich vor einigen Jahren in Durban im McCord Hospital gearbeitet habe, waren selbst wir Ärzte in der Großstadt noch auf Informationsbroschüren und Plakate aus Uganda angewiesen.«

Stumm nicke ich Schwester Ellen zu. Es ist großartig, was die Nonnen hier leisten. »Ich bewundere Ihre Arbeit«, platzt es aus mir heraus, und ich hoffe im Stillen, dass ich selbst noch mehr Beitrag zur besseren Aufklärung über die Krankheit leisten kann als bisher.

»Auch du machst eine wichtige Arbeit, Zanele! Ich habe dich im Fernsehen gesehen, als du mit den deutschen Journalisten zusammengekommen bist. Missio hat uns den Beitrag als Kopie geschickt. Ich finde es wunderbar, was du vorhast. Die Idee mit dem Buch gefällt mir sehr gut. Wie kommst du damit voran?«

Das Buch ist noch in meinem Kopf. Lediglich Notizen habe

ich bisher aufs Papier gebracht. »Ich stehe ganz am Anfang«, gebe ich kleinmütig zu. »Das Zurückgehen in die Vergangenheit ist manchmal nicht einfach.«

»Das verstehe ich.«

»Aber seitdem ich gespürt habe, dass man einer Betroffenen wie mir, einer jungen Frau mit Aids, zuhört, möchte ich nicht länger schweigen.«

»Wenn du in irgendeiner Weise Beistand benötigst, meine liebe Zanele, dann bin ich immer für dich da«, sagt Schwester Ellen.

An diesem Abend schreibe ich meiner Mutter einen langen Brief. Ich erzähle ihr von den vielen Begegnungen und meinen Erlebnissen, ich beschreibe ihr die Orte, die Schwester Ellen mit mir aufsuchte, und frage, ob sie sie kenne. *Komme ich aus diesem Landstrich, Mami? Sind hier irgendwo meine Wurzeln?*

Ich werde es nicht erfahren. Diese Reise eröffnet mir nicht den Blick zurück in meine Vergangenheit, aber vieles weist in meine Zukunft.

23 Briefe der Einsamkeit

Ich verlasse Granny und das grüne Haus und ziehe in meine erste eigene Wohnung in einem Township von Durban – ein ganzes Zimmer für mich allein. Die Miete zahle ich von meinem selbst verdienten Geld als *child-care-worker*, einer Art Betreuerin für Straßenkinder. Ich bin eine unabhängige junge Frau, die selbstständig ihr Leben bestreitet. Ich habe lange für diesen Schritt gebraucht. Eine eigenständige Person werden. Eine erwachsene Frau, die allein für sich sorgen kann.

Heute ist Sonntag. Sonntage können mir gefährlich werden. Sie bieten viel zu wenig Abwechslung. Sonntage sind allein viel schwerer zu ertragen als in Gemeinschaft. Während der Woche habe ich ständig Menschen um mich. Auch ohne Freund gefällt mir mein Leben. Ein Blick auf mein Handy zeigt bereits Mittag. Ich liege noch im Bett, aber ich kann nicht mehr schlafen, ich kann dem Tag nicht länger entfliehen. Ich sollte aufstehen, mir etwas zu essen machen. Bisher habe ich weder einen Kühlschrank noch einen Herd und kann mir keinen Pap aus frischem Gemüse kochen; aber nächsten Samstag werde ich mir von meinem neuen Gehalt zwei Herdplatten kaufen. Jetzt muss erst einmal ein Apfel reichen. Dann finde ich im Schrank noch einen Rest Brot und Erdnussbutter. Wie gern würde ich mich an einen gedeckten Tisch setzen oder selber einen Tisch decken, an den sich meine Lieben setzen.

Im Nachbarzimmer läuft schon seit ein paar Stunden der Fernseher; ich verstehe jedes Wort. In den Werbepausen höre ich nichts anderes als *Christmas, Christmas, Christmas.* Und ich fühle mich ganz allein!

Ich schalte Highway-Radio ein. Aber der Gospelsender meint es nicht gut mit mir. Die Worte des Liedes dringen wie Messerstiche in meine Seele.

Sometimes I feel like a motherless child
Sometimes I feel like a motherless child
Sometimes I feel like a motherless child
Long way from my home
Sometimes I wish I could fly
Like a bird up in the sky
Oh, sometimes I wish I could fly
Fly like a bird up in the sky
Sometimes I wish I could fly
Like a bird up in the sky
Closer to my home.

Motherless children have a hard time
Motherless children have a such a hard time
Motherless children have such a really hard time
A long way from home.

Sometimes I feel like freedom is near
Sometimes I feel like freedom is here
Sometimes I feel like freedom is so near
But we're so far from home.

Hier in meinem eigenen Zimmer muss ich immerhin nicht die Tränen der Einsamkeit verstecken. Hier kann ich die Traurigkeit hinauslassen, meist schreibe ich dann endlos lange Briefe an meine Mami. Manchmal frage ich mich, wie viele Briefe ich meiner Mutter wohl schon geschrieben habe. Ich zähle sie nicht. Es ist eine Gewohnheit, ein Impuls, dem ich nachgeben muss. Wenn ich das Verlangen verspüre, duldet es meist keinen Aufschub. Dann muss ich ihr schreiben, muss meine Gedanken aufs Papier bringen, immer mit den gleichen Worten beginnend. *Meine liebe Mami!*

Doch manchmal überfallen mich so dunkle Gedanken, dass nicht einmal mehr das Schreiben an meine Mutter mir Hoffnung gibt. Dann habe ich das Gefühl, nicht wirklich zu leben. Dann starre ich ins Leere, und Fragen, auf die es keine Antworten gibt, durchkreuzen mein Denken. Sonntags kommen die dunklen Gedanken oft. Dann muss ich hinaus, einen Freund oder Aunty Glenda treffen, die Kapelle zum Beten aufsuchen, oder manchmal setze ich mich wie heute auf eine Bank, die vor einem Denkmal steht. Sie zeigt eine mehrere Meter hohe rote Schleife, den *Red Ribbon*, ein weltweites Symbol der Solidarität mit HIV-Infizierten und Aids-Kranken. Dann schaue ich mir das überdimensionale Band aus rotem Stahl an und mache mir klar, dass ich überlebt habe. Ich bin dreiundzwanzig Jahre alt, und ich habe überlebt!

Das Denkmal erinnert an Gugu Dlamini aus KwaMashu, dem größten Township am Stadtrand von Durban. Gugu bedeutet »kostbar«. Trotzdem haben die Nachbarn sie totgeprügelt, als sie sich zu ihrer Infektion bekannte. Heute lebe ich selbst in der Gegend von KwaMashu. Meine Nachbarn sind ausnahmslos schwarze Südafrikaner. Unser Township liegt auf einem Hügel über der Stadt, und am Abend breitet sich ein leuchtendes Häusermeer unter uns aus. Die schwachen Glühbirnen in den einfachen Behausungen geben nur ein sanft schimmerndes Licht, aber am Horizont strahlen die Lichterketten der Autos auf dem Highway und die Beleuchtungen der modernen Einkaufszentren. Hier oben hat fast niemand ein Auto. Die Wege zwischen den Häusern sind schmal, manche Nachbarn halten Federvieh, und so werde ich nicht selten vom Krähen konkurrierender Hähne geweckt. Mir gefallen diese ländlich anmutenden Geräusche. Niemals möchte ich in einem Appartement in den Hochhäusern der Innenstadt leben. Noch sind die meisten Anwohner mir fremd, aber wir grüßen uns auf dem Weg zur Bushaltestelle. Als allein lebende junge Frau muss ich vorsichtig sein. Nach Einbruch der Dunkelheit traue ich mich nicht mehr auf die Straße, aber wenn ich meine Nachbarin am Ende der Straße besuche und dabei die Zeit vergesse, dann bringen ihre Söhne mich heim. Ich bin kein besonders ängstlicher Mensch, aber wie überall in Südafrika ist auch hier die Gewalt gegen Frauen weit verbreitet. Niemand soll denken, ich sei schutzlos. Ich gehe hoch erhobenen Hauptes und stolzen Schrittes durch die Straßen meiner Nachbarschaft. Ich will mich nicht einschüchtern lassen, will mich nicht kleinmachen lassen und mich nicht verkriechen.

Als ich am Nachmittag wieder nach Hause komme und das Radio anstelle, meint es Highway-Radio gut mit mir. Eins meiner Lieblingsgospel wird gespielt. »*This little light of mine, I'm going to let it shine. This little light of mine, I'm going to let it shine*«, ertönt ein vielstimmiger Chor. Ich atme tief durch und summe mit. Ja, ich werde strahlen. Ich werde strahlen, auch wenn ich krank bin. Ja, ich bin krank. Ich lebe mit dem Virus und habe nicht aufgegeben. Ich werde niemals aufgeben. Vielleicht gab Gott mir diese Krankheit, um zu prüfen, wie tief mein Glaube ist. Dann darf ich ihn nicht enttäuschen. Ich habe eine Aufgabe zu erfüllen!

Everywhere I go, I'm going to let it shine.
All in my home, I'm going to let it shine, let it shine, let it shine.
Jesus gave it to me and, I'm going to let it shine.

Plötzlich muss ich an den Ort denken, an dem ich von einer fremden Frau an die Hand genommen wurde. Von diesem Moment an, als ich meine kleine Hand in ihre steckte, war nichts mehr wie zuvor. Ich hatte keine Mutter mehr. Wenn ich doch nur ein klares Bild vor Augen hätte. Wer hat mich an die Hand genommen? Warum bin ich mitgegangen? *»Warum trägst du bei diesem kühlen Wetter keine Jacke?«*, höre ich auch heute noch die fremde Stimme. Die Worte dringen wie aus weiter Ferne in mein Gedächtnis. Es ist, als würde ich ein Puzzle zusammensetzen wollen, ohne die passenden Teile zur Hand zu haben. Klaffende Lücken können nicht geschlossen werden, die Teile wollen einfach nicht zusammenpassen. Beim Versuch, sie mit Nachdruck aneinanderzufügen und überstehende Kanten in viel zu kleine Leerräume zu pressen, bleibt am Ende nur die Enttäuschung über ein fehlerhaftes Abbild, das nie perfekt sein kann. In meinen schönsten Träumen existieren stimmige Bilder. Sie zeigen ein Elternpaar mit drei Töchtern. Meine beiden Schwestern und mich. Ich bin die Kleinste, und wenn der Kleinsten etwas fehlt und sie einen Wunsch hat, dann reichen ihr Blick oder ihre Tränen, um von ihren Eltern und den großen Schwestern umsorgt zu werden und Trost zu finden. Sie waren immer da, wenn Gugu sie brauchte. Ja, ich bin mir sicher, zwei ältere Schwestern zu haben.

Habe ich die Hände meiner Mutter? Ihre Augen? Ihren Blick? Ihr Gesicht? Wie oft habe ich schon in den Spiegel geschaut und mich gefragt, ob ich ihre Züge trage, ob sie das gleiche Lächeln zeigt. Oder stammt meine Nase eher von meinem Vater? Wer ist er? Findet sich etwas von meinen Eltern in mir? Wer sind meine Vorfahren? Wie heißen sie? Welchen Namen tragen sie? Gibt es auf dieser Welt, in diesem Land, in Südafrika, vielleicht sogar in dieser Stadt Menschen mit dem gleichen Blut wie meinem? Meine Familie? Meine Vorfahren? Ich bin doch ein Teil von ihnen. Sie würden meinen Kummer verstehen. Suchen sie nach mir? Wie kann ich sie finden? Wo soll ich anfangen? Heiße ich wirklich Gugu? Diesen Namen tragen viele Frauen. Ob jemand eine Gugu vermisst?

Wer weiß, vielleicht werde ich meine Mutter eines Tages doch noch finden …

24 Ich schreibe meine Geschichte

Weihnachten steht vor der Tür, und mein Leben ohne Angehörige wird mir klarer als sonst aus jedem Schaufenster, jeder Fernsehwerbung und jeder Christbaumkugel entgegengespiegelt. Aber ich lasse mich nicht unterkriegen. Auch wenn es das erste Weihnachtsfest in meinen eigenen vier Wänden ist, in meinem winzigen Zimmer im Township, wo das Alleinsein noch stärker ist als an irgendeinem anderen Ort in den vergangenen Jahren, so werde ich stark sein! Denn ich habe einen Traum! Eines nicht so fernen Tages möchte ich meine Geschichte als Buch in den Händen halten. Daran werde ich arbeiten und mich nicht den trüben Stimmungen der Festtage ergeben. Nein!

Ich stehe auf, reibe meine Augen, verscheuche die Müdigkeit und greife zum Stift. Ich werde schreiben! Und dieses Mal werden es keine Briefe an meine Mutter sein. Es wird meine eigene Geschichte sein, meine Erlebnisse, meine Hoffnungen und Träume. Das Papier wird sie aufnehmen und eines Tages werden fremde Augen über die Zeilen wandern. Plötzlich liegt der Weg dorthin ganz klar vor mir. Ich werde ans Meer fahren, dorthin wo Uncle Patrick inzwischen lebt. Weit genug entfernt von meinem täglichen Leben und nah genug an meiner Vergangenheit. Uncle Patrick wird meine Stimmungsschwankungen verstehen und mich stützen, wenn die Erinnerungen mich zu erdrücken drohen. Er wird meinem Gedächtnis auf die Sprünge helfen und mich korrigieren, wenn ich mir unsicher bin und die Bilder von damals verschwimmen.

Die Fahrt zu Uncle Patrick dauert weniger als zwei Stunden und führt doch in eine andere Welt. Gleich hinter der Stadtgrenze zeigt sich die Natur in üppigen Grüntönen, Hügel rollen aus dem Hinterland bis an den Küstenstreifen heran. Einzelne Siedlungen sind an die Hänge gebaut. Aus den Gärten leuchten blühender Hibiskus und Bougainvillea. In den Bäumen reifen Mangos und Papayas, die neben den einfachen Häusern der Anwohner stehen. Am Straßenrand sitzen Kinder mit der Ernte und halten einzelne Früchte in die Höhe und bieten sie zum Verkauf an. Müssten die Kleinen jetzt nicht eigentlich in der Schule sein, überlege ich. Die Sommerferien beginnen doch erst in der nächsten Woche.

Port Shepstone, das Ziel meiner Reise an der South Coast von KwaZulu-Natal, liegt zwar nur einhundertfünfzig Kilometer von Durban entfernt und als Mädchen habe ich es schon einmal besucht, aber trotzdem ist dieser Küstenstreifen mir weitgehend fremd. Diese Region wird auch Hibiskus-Küste genannt, fällt mir ein, und diesmal ist nicht zu übersehen, woher der Name kommt. Mir wird mit Erschrecken bewusst, dass ich wirklich ein Big-City-Girl bin, obwohl ich das Stadtleben eigentlich nicht besonders mag. Jeden Abend bin ich froh, wenn ich die Innenstadt mit ihren Hochhäusern, breiten Straßen und hupendem Verkehr in Richtung Township verlassen kann. Dort geht es fast ländlich zu, auch wenn es ein Stadtteil Durbans ist. Beim Anblick der üppigen Vegetation nehme ich mir vor, häufiger hinaus aufs Land zu fahren. Ich bin schließlich auch eine Zulu, und Zulus gelten als ein naturverbundenes Volk. In Südafrika gibt es elf Millionen Zulus, womit wir die größte Volksgruppe im Lande stellen. Auch wenn ich mir diese Zahl nicht vorstellen kann, so weiß ich doch, dass unsere Sprache im täglichen Fernsehprogramm gut vertreten ist. Ich bin ein Fan von Fernsehserien in meiner Muttersprache und habe in den letzten Jahren nur selten den Anschluss an meine Lieblingsserien verpasst. Leider habe ich in meiner Wohnung noch keinen Fernsehapparat und lasse mir manche neue Entwicklung in den Serien von meinen Arbeitskollegen erzählen. Lange werde ich es nicht mehr ohne die regelmäßige Übertragung aushalten.

Der Bus nähert sich der Haltestation in Port Shepstone, und der sonnige Tag lässt den Ozean funkeln. Irgendwo hier draußen liegt das Feriencamp, in dem wir Kinder die Ostertage verbracht haben. Hier hatte Dombie meine Sirupflasche entdeckt und mir von ihrer HIV-Infektion erzählt. Wenn meine Freundin doch noch lebte! Wenn es damals in Südafrika schon Medikamente zu erschwinglichen Preisen gegeben hätte! Wenn doch das Wohl der Infizierten im Mittelpunkt gestanden hätte und nicht die Interessen von Unternehmen und Politikern, deren Gedankenwelt mir bis heute fremd geblieben ist. Wir waren doch nur junge infizierte Mädchen, von denen eines an einer Krankheit sterben musste, deren Namen niemand in den Mund nehmen wollte. Manchmal erscheint es mir auch heute noch so, als hätten manche Menschen Angst davor, sich allein durch die Aussprache des Wortes Aids zu infizieren. Hier am Ozean haben wir unsere Ferien verbracht und in der Brandung gebadet. Ich schaue auf das Meer und suche in meinen Erinnerungen nach den Bildern jener Tage.

Als der Bus an der Station hält, wartet Uncle Patrick bereits auf mich. Er wirkt unverändert, sein Lachen, seine Kleidung, er trägt eines seiner bunt gemusterten Hemden und nimmt mich in den Arm. Er stellt keine Fragen, und auch ich zögere noch, ihm zu sagen, dass es nun so weit ist. Dass ich einen Ort zum Nachdenken und Schreiben brauche. Und dass ich auf sein Gedächtnis zähle.

Wir fahren durch ein Tor, und schon kommt Uncle Patricks Hund uns entgegengelaufen. Er begrüßt mich wie eine alte Bekannte, und ich kraule sein dickes Fell.

Die Terrasse zeigt zum Ozean hinaus. Nicht weit vor dem Ufer tummeln sich diesmal Wale im Wasser. »Es sind die Letzten dieser Saison«, sagt Uncle Patrick. Vor Monaten seien sie aus den kalten Gewässern der Antarktis hinauf in den Norden gekommen, um vor den warmen Küsten Südafrikas und Mozambiques ihre Jungen zur Welt zu bringen. Immer wieder springen einzelne Tiere aus dem Wasser und zeigen ihre gewaltigen Körper. Ob sie in Familien zusammenleben? Ob die Kinder bei ihren Müttern bleiben? Ob auch die Väter sich um die Jungen kümmern? Wann sind Wale erwachsen? Wann trennen sie sich von ihren Eltern? Stundenlang sitze ich auf der Terrasse und schaue aufs Meer. Selbst Tiere haben Familien, geht es mir immer wieder durch den Kopf. Ich bete zu Gott, dass er mir dabei hilft, meine Einsamkeit zu überwinden und mir die Kraft zum Erinnern und Schreiben gibt. Wo beginnen und wo enden?

»Was machst du an Weihnachten?«, will Uncle Patrick so unverhofft von mir wissen, dass es mir einen Stich ins Herz versetzt. Bis zum Fest sind es noch drei Wochen. Ich sehe mich schon allein in meinem kleinen Zimmer auf meinem Bett liegen und Gospels hören. Ich will mich keiner Familie anschließen und mich nicht einladen lassen, nur weil jemand Mitleid mit mir hat. Warum soll ich an einem Familienfest teilnehmen, das nicht mein eigenes ist? Ich kann nichts gegen die Tränen machen, die mir in die Augen steigen, stehe vom Tisch auf und gehe wortlos hinaus an den Strand. Es gibt kein Entfliehen vor der Welt.

Das Meer lebt! Es schlägt kraftvoll an den Strand und sprudelt zwischen den vorgelagerten Felsen hindurch. Nur vereinzelte Spaziergänger mit Hunden sind unterwegs. Ich bleibe in Sichtweite vom Haus und setze mich in den Sand. Das Rauschen der Dünung belebt mich, ich schaue in die Ferne, dorthin, wo das Meer am Horizont auf den Himmel trifft und Blautöne sich vermischen. Wie ich Weihnachten verbringe? Ich weiß es nicht. Ich habe meinen Platz noch nicht gefunden. Vielleicht werde ich ihn niemals finden, oder vielleicht schon bald.

Uncle Patrick holt mich zurück aus meinen Gedanken und führt mich an einen Tisch unter dem schattigen Dach einer Markise.

»Hier kannst du schreiben, wenn du möchtest«, sagt er.

»Das ist der schönste Platz zum Schreiben, den ich mir denken kann«, sage ich. »Danke.«

Gleich am nächsten Morgen sitze ich mit Blick auf das glitzernde Meer unter der Markise und klappe den Laptop auf. Ohne lange zu überlegen, tippe ich die ersten Worte … Sie drängen aus mir hinaus, und ich schreibe einen Satz nach dem anderen.

Vielleicht heiße ich Gugu.
Als kleines Mädchen soll ich auf die Frage nach meinem Namen mit Gugu geantwortet haben. Und so stelle ich mir vor, dass meine Mutter mir diesen Namen gab. Gugu bedeutet »kostbar«. Ich muss kostbar für sie gewesen sein …

Nachwort

Im November 2007 begegneten Zanele und ich uns zum ersten Mal. Das katholische Missionswerk Missio hatte mich eingeladen, an einer Journalistenreise nach Südafrika teilzunehmen. Jörg Nowak, der den Leserinnen und Lesern dieses Buches als George bekannt ist, war der Meinung, dass Zanele und ich ein gutes Team für das Schreiben ihrer Lebensgeschichte sein könnten.

Als ich Zanele endlich kennenlernen durfte, war ich schnell seiner Meinung und war begeistert davon, mit ihr an einem Buch zu arbeiten. Mir begegnete eine junge Dame, die an der Schwelle zu einem bemerkenswerten Schritt stand. Kurz nach unserer ersten Begegnung hatte sie in der Kapelle von St.Phil's zum ersten Mal öffentlich in ihrer Heimat *Ich bin HIV-positiv* gesagt. Damals konnte ich nur ahnen, welchen Mutes es bedurfte, diese Botschaft in Worte zu fassen. Die Tränen, die ihr dabei über die Wangen liefen, und die sie nicht eine Sekunde vom Weitersprechen abhielten, waren die untrüglichen Vorboten auf eine Lebensgeschichte, die nach den üblichen deutschen Maßstäben als tragisch und kaum vorstellbar bezeichnet werden kann.

Zanele stand zu jenem Zeitpunkt – vor zwei Jahren – an der Schwelle zum endgültigen Erwachsensein. Sie hatte eine Arbeitsstelle gefunden und war auf der Suche nach ihrer ersten eigenen Wohnung. Damals lebte sie noch bei Granny, in deren

Wohnzimmer wir einen gemeinsamen Nachmittag verbrachten.

Als Autorin bin ich bereits häufiger in tragische Lebensgeschichten eingetaucht und habe an exotisch anmutenden Orten geforscht. Doch nie zuvor war ich dabei mit der Lebensgeschichte eines noch sehr jungen Menschen konfrontiert. Zanele ist vermutlich 1985 geboren. Sie war kaum zweiundzwanzig Jahre alt und rechnete bereits seit einem Jahrzehnt mit einem frühen Tod. Diese ungeheure Bedrohung überschattete jedoch nur selten ihr sympathisches Lächeln. Zanele befand sich aufgrund ihres Alters und ihrer Geschichte inmitten einer Phase, in der sie eher in die Zukunft schauen wollte als zurück in die Vergangenheit.

Ich fragte mich täglich neu, wie ein junges Mädchen die Bedrohung durch Aids verkraftet, zumal es in Südafrika bis vor wenigen Jahren keinen Zugang zu antiretroviralen Medikamenten gab. Sie hatte Freunde an die Krankheit verloren und musste ihr Leben ohne jeden familiären Rückhalt meistern: Bedingungen, mit denen Menschen allenfalls in viel späteren Lebensphasen konfrontiert sein sollten.

Nachdem wir im November 2007 einige Tage miteinander verbracht hatten und ich Vorschläge für ein gemeinsames Herangehen an ihre Lebensgeschichte gemacht hatte, vereinbarten wir ein mehrwöchiges Treffen im November und Dezember 2008.

Jene Wochen am Ende des letzten Jahres, als wir das werdende Buch besprachen, haben Zanele sehr viel Kraft gekostet. An manchen Tagen war ich nicht sicher, ob wir es schaffen würden weiterzuarbeiten. Doch Zaneles Wille war stärker als die Trauer und die Verzweiflung, die beim Erinnern immer wieder aus ihr hervorbrach.

Weder die psychischen noch die physischen Beeinträchtigungen, wie die Nebenwirkungen der Medikamente, ihre schmerzenden Füße, die Müdigkeit oder Tränenausbrüche, konnten sie davon abbringen, dieses Buch zu schreiben. Manchmal stellte ich mir vor, sie spricht mit ihrer Geschichte auch für die 33 Millionen HIV-infizierten Menschen auf der Welt. Sie klärt auf und nimmt der Krankheit einen Teil ihrer weit verbreiteten Anonymität. Und Zanele zeigt uns, wie das Leben noch Sinn machen kann, auch wenn man eine tödliche Krankheit in sich trägt.

Bei der Veröffentlichung ihrer Geschichte geht es Zanele auch um den Dank an jene, die ihr dabei geholfen haben, zu einer starken Persönlichkeit zu reifen, die sich unabhängig von ihren eigenen Schmerzen an die Öffentlichkeit wendet.

Ich wünsche mir, dass ich sie bei diesem Schritt angemessen unterstützen konnte. Und ich hoffe, dass ich die richtigen Formulierungen gewählt habe, um die Ereignisse ihres Lebens nachfühlbar zu machen. Es stellte eine besondere Herausforderung für mich dar, eine Lebensgeschichte zu schreiben, die sich unter den Vorzeichen erlittener Gewalt, Krankheit, Ängsten und des Verlassenseins, des quasi *Mutterseelenalleinseins* abspielte. Ich fühlte, welch immense Kraft es Zanele kostete, sich immer wieder neu aus diesen unheilvollen Umständen zu lösen und ihren Blick nach vorn zu richten.

Beim Erzählen standen für Zanele häufig Aspekte im Hintergrund, die ich in den Fokus stellen wollte, um den Lesern das spezielle Umfeld ihrer Kindheit und Jugend begreifbarer zu machen. Die täglichen Bedrohungen durch Kriminalität sind für Zanele, wie auch für die meisten Menschen in Südafrika, so *normal*, dass es nicht der Rede wert scheint. Erst vor wenigen Monaten ist in ihr Zimmer eingebrochen worden, und von ihren wenigen Habseligkeiten ist das Wertvollste gestohlen worden. Als weiße Besucherin war ich in ihrem Township eine Exotin, die man schon von Weitem erkannte. Ich habe drei Monate in Südafrika verbracht: Ein begrenzter Zeitraum, um ein fremdes Land zu erleben. Ich habe versucht, aus Zaneles Erzählungen und aus meinen eigenen Beobachtungen ein Bild nachzuzeichnen, das ihren eigenen Vorstellungen möglichst nah kommt.

In manchen Stimmungslagen waren Schwester Ellen und Patrick Vorster (Uncle Patrick) nicht nur eine Hilfe für Zanele, sondern auch für mich.

Smiley und ihre Heimat kennenlernen zu dürfen, hat mich bereichert und nicht nur meinen Blick auf das Thema HIV/Aids und seine Folgen geschärft. Bei unseren gemeinsamen Reisen nach Nkandla und an die Südküste KwaZulu-Natals habe ich auch die Schönheit eines Landes erlebt, in dem ein Sonnenaufgang, ein funkelnder Sternenhimmel, eine Walfischflosse, die aus dem Meer herausragt, oder die Weite einer in Grün getauchten Hügellandschaft die Seele beschenken kann.

Ohne die Hilfe von Patrick, Glenda, den zahllosen Mitarbeiterinnen und Mitarbeitern von St.Philomena's und ohne die Hilfe von Missio hätte Zanele es vielleicht nicht geschafft, die schwere körperliche und seelische Last zu tragen. Beim Schreiben dieses Buches musste ich immer wieder an jene Menschen denken, die ein ähnliches Schicksal wie Zanele teilen und denen niemand zur Seite steht.

Hamburg, November 2009
Bruni Prasske

Um nicht alles zu verlieren, ging sie bis zum Äußersten

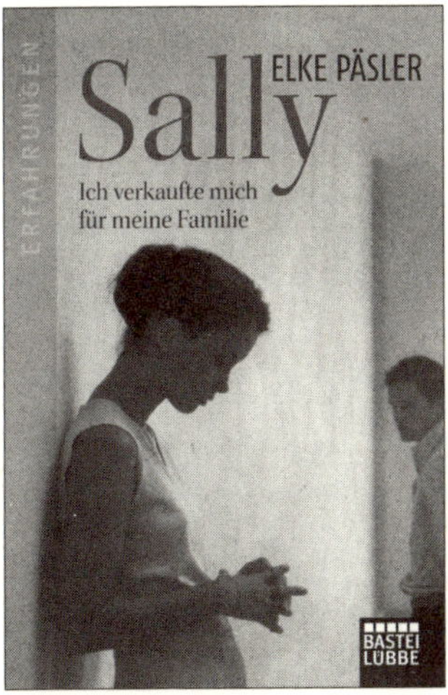

Elke Päsler
SALLY
Ich verkaufte mich
für meine Familie
192 Seiten
ISBN 978-3-404-60678-8

Ein Haus, zwei Kinder, ein Hund: Elke Päsler führt ein Bilderbuchleben, genau so, wie sie es sich immer vorgestellt hat. Doch mit der Wirtschaftskrise 2008 verliert ihr Mann erst das gesamte Vermögen, dann auch noch den Job. Er gibt innerlich auf. Der Schuldenberg wächst und bald fehlt sogar das Geld für die Jausenbrote. Als die Ehe zerbricht, ist Elke Päsler am Tiefpunkt. Der letzte Ausweg aus der Misere – die zweifache Mutter wird zur Prostituierten »Sally«. So bringt sie ihre Kinder durch und sinkt dabei immer tiefer. Bis eine neue Liebe sie auffängt.

Bastei Lübbe Taschenbuch